飲酒と健康

いま、何を、どう伝えるか

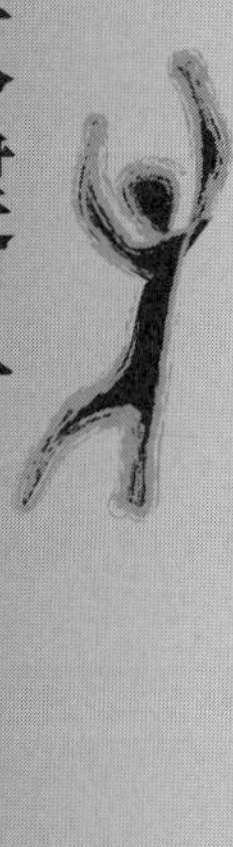

鈴木健二＝著

大修館書店

飲酒と健康―いま、何を、どう伝えるか

●目次

第八章　アルコール乱用の子どもたち　123

第十章　子どもの飲酒をなくそう　161

序章

アルコール症の現実

私が勤務していた久里浜アルコール症センターは、アルコールによる病気を治療している日本を代表する病院です。かつては「国立療養所久里浜病院」と呼ばれていましたが、現在の正式名称は「独立行政法人国立病院機構久里浜アルコール症センター」と言います。神奈川県の三浦半島の先端に近い、海を臨む小高い地にあり、近隣の県はもとより、全国各地からアルコールで健康を害した患者さんが、ドクターから紹介されてやって来るという位置づけにある病院です。

アルコールによる病気は様々ですが、よく知られているものとしては、肝障害、高血圧、糖尿病、それから酒をやめたくてもやめられなくなるアルコール依存症、また、アルコールによる認知症などをあげることができます。久里浜アルコール症センターでは、こうしたアルコールによる病気の治療を、外来および入院で行っています。

久里浜アルコール症センターには、だいたい年間約八〇〇人の患者さんが初診外来で訪れ、約六〇〇人の患者さんが初回の入院をしています。この数が減ることはありませんし、それどころか、いつも需要に応えきれていない状態です。

居酒屋チェーンが増え続け、酒のディスカウントストアには様々な種類の酒が溢《あふ》れ、コンビニでも酒が売られ、コマーシャルが飲酒をあおっている現代の日本では、誰もがアルコールによる病気になってしまうのではないかと、私は危機感を持っています。

ここではまず、アルコール関連の病気になる人は決して特別な存在ではなく、誰にでも起こりうるということを理解してもらうため、私が診た人のなかから、いくつかの事例を紹介することにします。

【事例】仕事上の酒でアルコール依存症、肝障害になった営業マン

大手の製造業に勤めていた隆志さん（仮名）が病院にやって来たのは、五二歳のときでした。

隆志さんは営業の仕事をしていたため、取引先と夜遅くまで飲む毎日でした。そして、酒で自分がおかしくなってきていることには、薄々感づいていたそうです。たとえば、最終電車で寝すごし、終点で車掌に起こされることが増えたばかりか、財布をなくしたり鞄をなくしたりすることが何回か続き、そもそもどこで飲んでいたのかすら思い出せないことも多くなってきたからです。

受診の三か月ほど前からは、午後の会議に出席すると手が震えて字が書きづらくなり、冷や汗は出るわ心臓はドキドキするわで、とても会議に集中できず、頭のなかでは「早く終えて酒を飲みたい」とばかり考えるようになりました。これではいけないと思っても自分ではどうにもならず、非常に苦しくつらかったそうです。

しばらくすると、隆志さんは会議が始まる前、トイレでウイスキーを隠れ飲みするようになりました。そうすると、落ち着いて会議で座っていられたからです。

しかし、ある日会議が終わると隆志さんはついに上司から呼ばれ、「酒臭い」と注意を受けました。

会社の健康診断では、アルコールによる肝障害と指摘され、すでに禁断症状（医学的には「離脱症状」と言います）も出ていました。自分でも酒をやめたいのにどうしても酒がやめられないという状態です。隆志さんはそうした自分の症状についてインターネットで調べたところ、これが「アルコール依存症」という病気であることを知り、アルコール専門病院である当センターに来院したというわけです。

アルコール依存症になってしまった隆志さんでしたが、病院に行く前の日は飲まずにいようと決意し、実際に一滴も飲まなかったそうです。すると、その夜は全然眠れず、翌朝病院に来たときには手の震えや冷や汗も出て、受付で自分の名前も書けないほどでした。すなわち、体内からアルコールがなくなったことによる禁断症状です。

私は隆志さんに、禁断症状の治療のためにその日のうちに入院した方がよいこと、これから断酒する必要があることを話し、隆志さんは入院することになりました。

存症も増えています。

【事例】満たされない心が原因でキッチンドリンカーになった主婦

アルコール依存症は男性だけがなる病気ではありません。現在では、女性のアルコール依存症も増えています。

真知子さん（仮名）が久里浜アルコール症センターに入院したのは、彼女が四八歳のときでした。

真知子さんは、大学を卒業してから数年間教師をした後に結婚し、家庭に入りました。すぐに女の子が生まれ、その二年後には男の子も生まれて、子育てに追われる日々でした。子どもの教育に熱心で、学校のＰＴＡの役員などにも進んで取り組んでいました。「教育ママ」と言われるのが快感だったそうです。

下の男の子はとくに優しく、母親の気持ちをすぐに察してくれるような子だったので、真知子さんはとてもかわいがりました。

しかし、その子が中学三年生のとき、変化が訪れました。急に勉強をしなくなり、あれほど優しかった子が母親に口を利かなくなり、声をかければ「うるせー！　クソババア」と怒鳴るようになったのです。叱っても優しくしても彼の頑《かたく》なさに変化はありませんでした。

夫は毎晩仕事で遅く、気がつけば夫婦の会話もなくなっていました。夫に相談しようとしても、「疲れているから、またにしてくれ」の一言で終わりでした。上の女の子も、高校の部活と塾でほとんど家にいません。

一人ぼっちで、話しかけてくれる人が誰もいない寂しさと、むなしさ、怒りのうちに、真知子さんはビールを飲み始めました。誰も喜んでくれる人がいなくなったので、好きだった料理も作らなくなっていましたが、ビールを飲むと料理をする元気が出てくることに気づき、真知子さんは台所仕事をしながらチビチビ飲むようになりました。いわゆるキッチンドリンカーです。そうしているうちにスーパーに行っても買い物籠のなかは料理の材料よりもビールの方が多くなっていきました。

飲む量はどんどん増え、一日に五〇〇㎖の缶ビールを六~七本空けるようになりました。そうなると体はだるく、食欲はなくなり、体中にむくみが出てきたため、真知子さんは近所の病院に行くことにしました。内科の医師からは肝臓が悪いと入院をすすめられ、入院して二週間もすると真知子さんは元気になりました。しかし、子どもたちは見舞いにも来てくれません。

退院した真知子さんは、入院前より多く酒を飲むようになりました。酒をやめようと思ってもやめられず、我慢しようとするといっそう飲みたくなってしまうのです。退院からわずか三か月で再び肝臓を悪くして、再入院となってしまいました。今度も、二週間ほどで元気に退院しましたが、同じことの繰り返しで、退院するとすぐに飲み始めました。

真知子さんは、自分の飲み方がおかしいとはっきり自覚するようになり、アルコール依存症ではないかと思いました。しかし、自分からそれを言い出すことはできません。家事はほとんどできなくなりましたし、家族の誰も口を利いてくれません。

ついに血を吐いて病院に担ぎ込まれたとき、真知子さんを診てきた医師から「あなたはアルコールをやめることができないので、もう内科では治療できません。久里浜アルコール症センターに紹介状を書きますから、そちらに行ってください」と言われたそうです。

入院したときの真知子さんの顔は土気色でむくんでいて、とても具合が悪そうでした。お腹には腹水がたまっていて、とても腫れていました。それでも酒をやめて二週間のあいだ点滴を受け、内科の治療を受けると、真知子さんの症状は改善し、品のいい奥さんの雰囲気になっていきました。そして真知子さんは、断酒を続けるための治療プログラムを受けることになりました。

【事例】過食から逃れる酒でアルコール依存症になった女子高生

アルコール依存症は、大人だけではなく未成年でもなってしまうことがあります。ダイエットのしすぎが引き金で過食症になり、その後アルコール依存症になった女子高生がいました。

愛子さん（仮名）は高校一年生のとき、つき合っていた彼が「前の彼女の方がやせていた」と言うのを聞いて、ダイエットを始めました。当時は身長一六〇㎝、体重五二kgだったというのですから、決して太っていたわけではありません。

朝だけ食べて、昼と夜の食事を抜く生活をひと月続けると、体重は三kgも減りました。友だちから「やせたね」と言われるのが嬉しくて、愛子さんはダイエットに夢中になりました。そのころには、彼のことなどどうでもよくなり、彼と別れた後もダイエットを続けました。

やせた自分が得意で、ついに愛子さんの体重は四〇kgまでやせてしまいました。食べたいのを我慢している自分が誇りでした。

ところが、あるときなぜかメロンパンが無性に食べたくなり、たまらずお昼に一つ食べたのがきっかけで、その日のうちにメロンパンを一〇個も食べてしまったそうです。それからというもの、食べたい気持ちが抑えられなくなり、パンやお菓子やチョコレートなど、それまで我慢していたものを食べ続けるようになりました。

体重はみるみる増加し、五〇kgを超えたところで愛子さんは恐ろしくなったそうです。このままでは「ブタになる」と思い、ダイエット雑誌に載っていた読者の手記を思い出して、喉《のど》に指を入れて無理やり吐くことを始めました。最初は死ぬほど苦しかったそうですが、慣れるとすぐに吐けるようになったと言います。

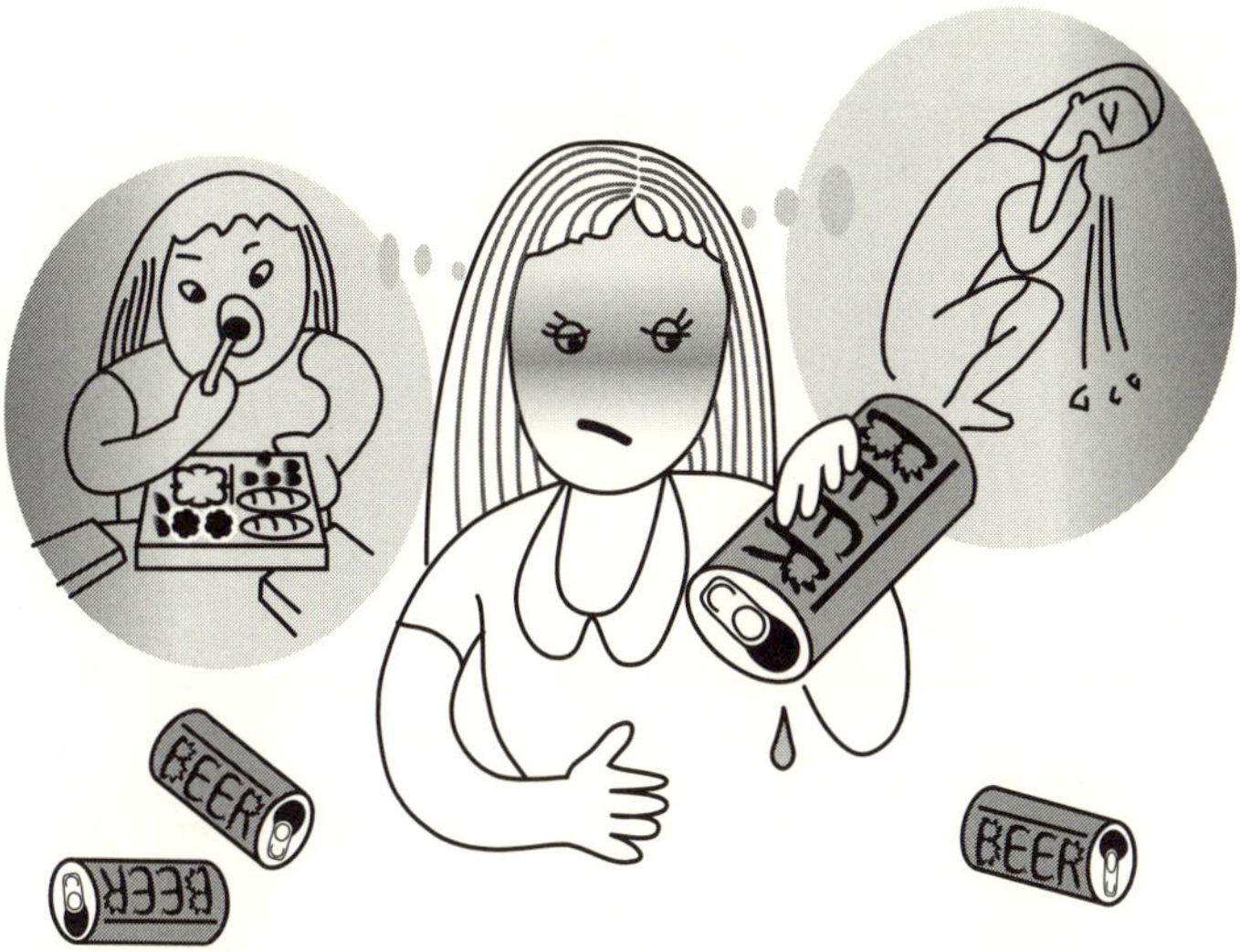

愛子さんの毎日は、過食と吐くことの繰り返しになりました。吐くとすぐに食べたくなり、一日にコンビニ弁当五個を食べては吐いたこともあったそうです。

食べては吐くという生活が情けなく、過食衝動に支配された自分が惨《みじ》めでもあり、勉強はまったくやる気になれず、朝起きると顔がむくんでいるのも気になって、学校は休みがちになっていきました。

あるとき、たまたま家にあったビールを飲んだところ、酔いが気持ちよく、惨めな気持ちも消え去り、気になっていたことなどどうでもよくなって、おまけに過食衝動も抑えられることに気づきました。しかし、酔いが醒《さ》めるとよけいに惨めな気持ちになり、過食をしたくなったと言います。

こうしてビールを飲んで酔いと過食を繰り返しているうちに、学校からは「出席日数不足で留年」という連絡が来ました。留年が決まってからはめちゃくちゃでした。愛子さんは情けなさと恥ずかしさとで、友だちにも近所の人にも顔を合わせられず、これなら死んだ方がましと、毎日家にひきこもって酒をがぶ飲みしていたそうです。

ついに、黄疸《おうだん》が現れ、母親が引きずるように久里浜アルコール症センターに連れてきたのは、愛子さんが高校三年生、一八歳のときでした。彼女には入院を勧めましたが、愛子さんは絶対嫌だと入院を拒否し、私の外来に通うことになりました。抗酒剤を服用して飲酒は止まりましたが、愛子さんの過食と嘔吐《おうと》は未だに止まっていません。

【事例】高校時代からの飲酒で脳が壊れてしまった若者

進君（仮名）が病院にやって来たのは高校一年生、一六歳のときでした。

毎日酔っ払って登校し、酒臭いにおいをぷんぷん撒《ま》き散らすので、学校から病院へ行くように言われて来院したのが、進君と出会った最初です。両親に連れられてしぶしぶ病院にやって来た進君は、診察中もすぐには自分のことを話さず、「べつに」とか「ほっといてくれよ」などと言うばかりでした。そうした言葉のはしばしや家族の話から、対人緊張があって電車に乗るのが怖いこと、家にある日本酒を飲んでから登校していることがわかりました。

私は専門医として、進君は「対人緊張症」という病気であること、それを和《やわ》らげるためにアルコールを飲んでいること、しかしアルコールには毒性があり未成年者には法律で禁止されていること、酔っ払うと何もできなくなるので酒を飲むのはやめるべきこと、その代わりに軽い精神安定剤を服用した方がよいことをアドバイスしました。

一週間後の予約日に外来にやって来た進君は、薬がまったく効かないと文句を言うのでしたが、そこが糸口となって、彼と少し話ができるようになりました。

進君は中学時代、バンド活動に一所懸命で嫌いな勉強はまったくせず、高校進学よりも音楽の専門学校に行ってギターを続けたいという希望を持っていました。しかし、両親からは「高校には絶対に行け、専門学校ではお金は出さない」と言われ、しぶしぶ高校を受験して行きたくもない高校へ入学したのです。ところが、高校に通い始めて間もなく、急に他人の視線が気になり始め、人前にいることが怖くなったとのことでした。私は前回出したものとは違う種類の薬を処方しました。

一週間後の予約日に来院した進君は、「行きたくもない学校に行くために、なんで薬を飲まされなきゃならないんだ！」と荒々しく私に怒りました。そして、次の予約日に彼は現れませんでした。母親だけが来て、彼が再び飲酒を始めたこと、前と違って今度は一日中飲んでいるとの報告がありました。

進君が次に外来にやって来たのは、五年後のことでした。彼は、以前私に失礼なことを言ったことを詫びて、「今度は本当に病気を治してほしい」と頼みました。高校は退学し、好きなギターも捨ててしまったそうです。この五年間は酒を浴びるように飲み、それでも足りなくてシンナーも吸い、死にたいと思いながら死ぬこともできず、ただひたすら現実逃避をしてきたとのことでした。二〇歳をすぎて彼はやっと、このままではいけないと気がついたのでした。

しかし、すでにアルコールやドラッグのせいで、彼の体と心はぼろぼろになっていました。対人緊張はいっそうひどくなっていて、進君は私に目を合わせて話すことができません。そのうえ、「お前は馬鹿だ」とか「お前のやることなんてすぐにばれてしまう」などと、彼をあざける幻聴までもが聞こえるようになっていました。

それから五年、進君はいまも病院に通っています。「もう、酒はこりごりです」と飲むことはやめ、処方された薬はきちんと服用し、自分ができることは何かを考えられるようになりました。幻聴はなくなり、対人緊張も軽くなって、一週間くらいのアルバイトならできるようにもなりました。彼女もできて、二人でディズニーランドに行ってきたという話も出てくるようになりました。

しかし、彼の失った五年間の空白を取り戻せるのかどうか、私にもわかりません。

＊

ここに、四人のアルコール症の人たちを紹介しました。アルコールを飲み始めた理由はそれぞれですが、飲めば飲むほど事態が悪化していくという悪循環に陥《おちい》ることは同じです。

こうした現実をふまえて、これから飲酒とアルコールについて考えていきたいと思います。

第一章

アルコールの基礎知識

1. 脳を麻痺させる薬物

アルコールは、一般には飲み物としか認識されていませんが、薬理学的にみれば立派な薬物でもあります。

アルコールには、中枢神経（すなわち脳と脊髄）の働きを抑制するという、麻酔剤や安定剤に似た作用があります。酒を飲むとリラックスしたりハイテンションになったり、また足がフラついたりするのは、体内のアルコール濃度が高まるにつれ、アルコールの影響を受ける脳の部位が広がっていき、その部位がつかさどる働きが抑えられた結果なのです。

アルコールの働きでもう一つ忘れてはならないのは「依存性」です。依存性というのは、それなしではいられなくする性質のことです。

酒、たばこ、コーヒーなどは「嗜好品《しこう》」と呼ばれますが、嗜好品の共通点は「クセになる」ことです。そのクセになる性質が依存性です。酒にはアルコール、たばこにはニコチン、コーヒーやお茶にはカフェインが含まれていますが、それらが依存性物質です。依存性は、嗜好品というものを考える際の重要なポイントです。

2. アルコールの吸収と代謝

アルコールには水に溶けやすい性質があります。そのため、飲んだアルコールは容易に体内に吸収され、血液で全身に広がり、細胞膜を容易に通過し、脳の血管―脳関門も簡単に通過して、神経細胞のなかに入り、中枢神経に作用を及ぼすことになります。中枢神経に対する作用が現れる所要時間は、飲んで一〇分以内と言われます。

アルコールの二〇～三〇％は胃から吸収され、その他の大部分は小腸から吸収されるため、急激な血中アルコール濃度の上昇が防がれています。酒と一緒に食べ物を食べた方がよいのは、食べ物があると胃や小腸からのアルコール吸収に時間がかかることになるからです。逆に強い酒を空腹状態で飲むと、高い濃度のアルコールで胃の粘膜が荒れるばかりでなく、短時間のうちに胃や小腸からアルコールが吸収されて、酔いが急速にまわることになります。

血液中のアルコールのほとんどは肝臓で分解されて熱エネルギーになり、一部は尿として排出されたり、汗や吐く息のなかに排出されます。

肝臓のなかで、アルコールはまず、アルコール脱水素酵素（ＡＤＨ）とミクロゾームエタノール酸化酵素（ＭＥＯＳ）によって分解されます。ただ、ＭＥＯＳはアルコール濃度が高

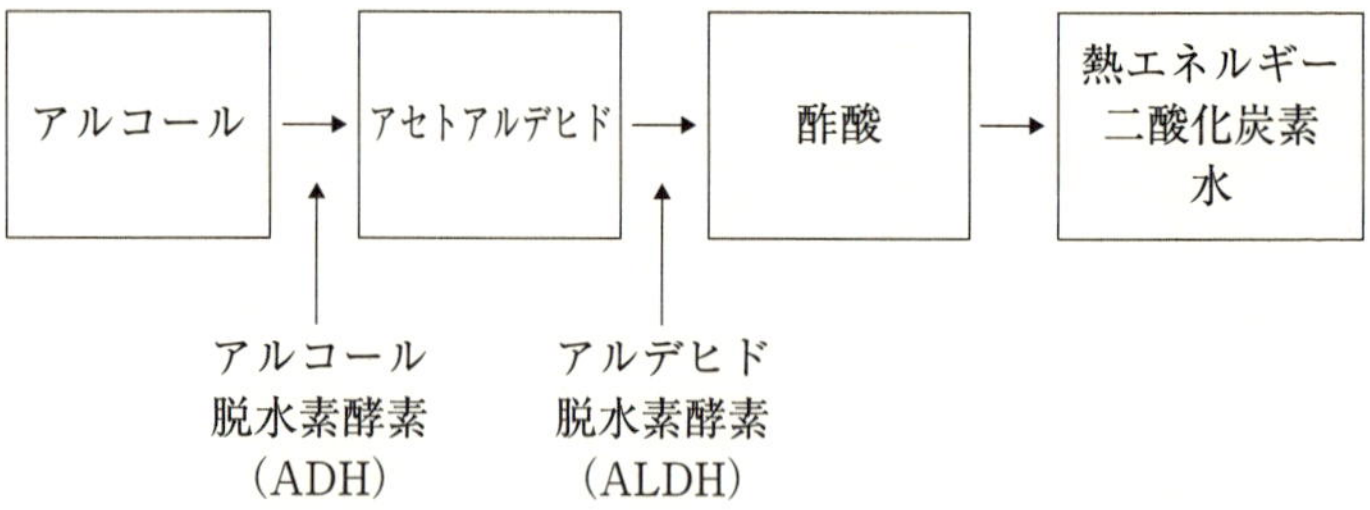

図１　アルコールの代謝

いときに主に働くので、主な分解酵素はＡＤＨということになります。アルコールはＡＤＨによってアセトアルデヒドに変化し、アセトアルデヒドはアルデヒド脱水素酵素（ＡＬＤＨ）によって酢酸に変化し、酢酸は熱エネルギーと炭酸ガスと水とに分解されます。これがアルコールの代謝です（図１）。

3. アルコールの分解に要する時間

肝臓でアルコールが分解される時間について理解することは、健康の観点から非常に重要です。二日酔いを防ぐためというだけでなく、アルコールを代謝しきれないうちに飲酒をすることを繰り返せば、肝臓に大きな負担がかかり、それが原因で肝臓の病気になってしまうこともあるからです。

個人差はありますが、人は平均的に体重一kgあたり一時間に一〇〇mgのアルコールを肝臓で分解します。すなわち、体重七〇kgの人なら一時間に七gのアルコールが分解されるわけです。

日本酒一合、ビール大瓶一本、チューハイ五〇〇㎖一缶が、だいたいアルコール三〇gを含んでいますから、そのアルコールの量を肝臓が分解するための時間は約四時間ということになります。ですから一晩に日本酒五合を飲めば、そこに含まれていた一五〇gのアルコールを分解するために、肝臓は二一時間もかかってしまうのです。こうなると二日酔いで、翌日いっぱい体からアルコールが抜けずに、吐く息からアルコールのにおいがすることになります。

アルコールを飲むと肝臓に負担がかかるのは、アルコールを分解するのが肝臓であり、分解に時間がかかるからです。よく言われるように、飲酒を繰り返していると酒に強くなることはたしかですが、肝臓の分解能力の向上はせいぜい一・五倍なので、先ほどの七〇kgの人が日本酒五合を飲んだ例でも、その分解時間は二一時間から一四時間に短縮されるだけです。

4. アルコールに強い体質、弱い体質

では、酒に強い、弱いというのはどういうことなのでしょう。

アルコール代謝酵素については、遺伝的にその活性が高い人と低い人とがいます。細かく言えば、アルコール代謝酵素のなかでも、ＡＤＨの活性の高い低いと、ＡＬＤＨの活性の高い低いとがあり、またその中間型もあります。このなかで、とくにＡＬＤＨの活性が低い体質を持つ人は、少量のアルコールでも苦しくなってしまう、酒に弱い体質の人たちです。

では、なぜＡＬＤＨの活性が低いと、酒に弱い体質になるのでしょうか。

ＡＬＤＨは、すでに述べたように、ＡＤＨがアルコールを分解した結果生じたアセトアルデヒドを分解して酢酸にする働きがあります。すなわち、ＡＬＤＨの活性が低いと、アセトアルデヒドがなかなか分解されずに、身体に蓄積していくことになります。

アセトアルデヒドは毒性が強い物質で、酒を飲んで顔が赤くなったり（顔面紅潮）、頭痛、吐き気や嘔吐、心臓の動悸、めまい、脱力、眠気などを起こしたりするのは、このアセトアルデヒドが原因です。また、悪酔いや二日酔いもアセトアルデヒドが原因と考えられています。

つまり、酒に弱い体質の人では、体内のアセトアルデヒドの分解がなかなか進まず蓄積するために、様々な不快な反応が出現するということなのです。こうした人に無理に強い酒を飲ませれば、急性アルコール中毒が発生しやすくなるのも道理です。

一方、酒に強い体質とは、ＡＤＨもＡＬＤＨも、ともに活性が高い人ということになります。この酒に強いタイプの人は、後で説明するアルコール依存症になりやすく、反対に、酒に弱い体質の人でアルコール依存症になる人はほとんどいません。

また、ＡＤＨの活性が低くＡＬＤＨ活性の高い人にアルコール依存症が多いという報告もあります。ＡＤＨの活性が低いということは、悪酔い物質であるアセトアルデヒドがすぐにはできてこないということであり、ＡＬＤＨの活性が高いということは、できたアセトアルデヒドはどんどん分解してしまうということですから、気持ちよいまま酒がどんどん飲めてしまいます。これでは、アルコール依存症になりやすいというのもうなずけます。

第二章

飲酒の急性影響

1. 酔いとその段階

〈爽快期〉

図2をみてください。

少量のアルコールを飲むと、気分がリラックスし、イライラや疲れがとれて、気分が陽気になり、食欲もわいてきます。身体的にも、心臓からの血液の拍出量が増加し、末梢血管も拡張して全身の新陳代謝が盛んになります。食事前にアルコールを飲むと、周りの人との話も弾《はず》むし、楽しくおいしく食事が進むことになるのはこのためです。

「陽気になる」「楽しくおいしく食事が進む」などというと、アルコールの中枢神経への作用は「抑制」ではなくて「亢進」ではないかと思われるかもしれません。この疑問を解くために、まず脳のつくりと働きを理解しておきましょう。

大脳半球の表面に見えるのが「大脳新皮質」です。大脳新皮質では、視覚や聴覚などの感覚をつかさどっていたり、体を思うように動かしたり、ものを考えて判断したり、言葉を操ったりという、人間らしい高度な働きを担っています。これに対し、大脳半球の内側に包み込まれたようにしてあるのが、人間の生理的な欲求や情動をつかさどる「大脳辺縁系《へんえんけい》」とい

	血中濃度（%）	酒量	酔いの状態		
爽快期	0.02〜0.04	ビール〈大びん〉（〜1本） 日本酒（〜1合） ウイスキー・シングル（〜2杯）	さわやかな気分になる 皮膚が赤くなる 陽気になる 判断力が少しにぶる	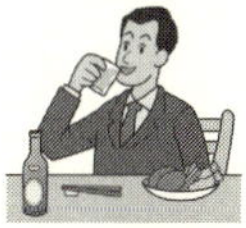	軽い酩酊
ほろ酔い期	0.05〜0.10	ビール（1〜2本） 日本酒（1〜2合） ウイスキー・シングル（3杯）	ほろ酔い気分になる 手の動きが活発になる 抑制がとれる（理性が失われる） 体温が上がる 脈が速くなる	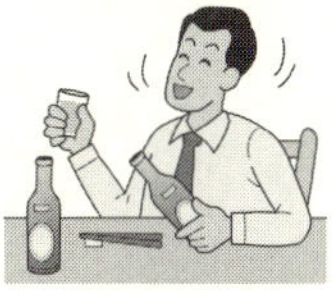	
酩酊初期	0.11〜0.15	ビール（3本） 日本酒（3合） ウイスキー・ダブル（3杯）	気が大きくなる 大声でがなりたてる 怒りっぽくなる 立てばふらつく	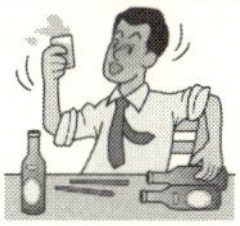	
酩酊期	0.16〜0.30	ビール（4〜6本） 日本酒（4〜6合） ウイスキー・ダブル（5杯）	千鳥足になる 何度も同じことをしゃべる 呼吸が速くなる 吐き気・おう吐がおこる	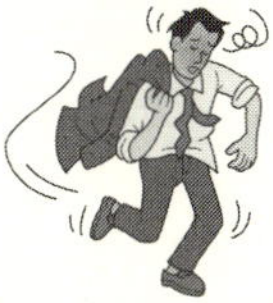	強い酩酊
泥酔期	0.31〜0.40	ビール（7〜10本） 日本酒（7合〜1升） ウイスキー・ボトル（1本）	まともに立てない 意識がはっきりしない 言語がめちゃめちゃになる	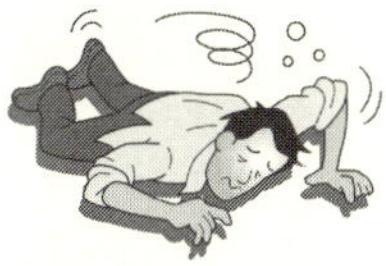	麻痺
昏睡期	0.41〜0.50	ビール（10本以上） 日本酒（1升以上） ウイスキー・ボトル（1本以上）	ゆり動かしても起きない 大小便はたれ流しになる 呼吸はゆっくりと深い 死亡	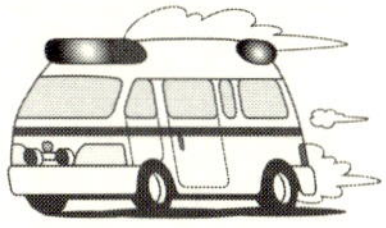	死

図2　アルコール血中濃度と酔いの状態
（社団法人アルコール健康医学協会ホームページより，一部改変）

う部位です。この関係を対比的にとらえて、大脳新皮質を「よりよく生きる脳」とか「人間の脳」、大脳辺縁系を「生きる脳」とか「動物の脳」と比喩的に表現することもあります。

アルコールは、まず大脳の表面にある大脳新皮質から麻痺させていきます。疲労を認知するのも大脳新皮質の働きですから、少し酒を飲めばその機能が低下して、一見元気になるというわけです。

しかし、このような軽い酔いでも注意力は低下しますし、危険を認知してから行動を起こすまでの動作も鈍るので、車を運転すれば交通事故のリスクが高まるわけです。

〈ほろ酔い期〉

もう少し飲んで大脳新皮質の麻痺が進むと、理性や知性、道徳心などをつかさどる前頭葉の働きがさらに衰えるため、それまで抑え込まれていた動物的脳（大脳辺縁系）の活動が活発になってきます。たとえば、上司に対してふだんは言えないことを言ったり、他人の話をさえぎって自分の話を聞かせたりすることなどがあげられます。

車を運転すればさらに事故を起こしやすいだけでなく、理性が抑制されているため、ひき逃げなど、素面《しらふ》のときにはとらない判断や行動を選択してしまうことにもなるわけです。

〈酩酊《めいてい》期〉

さらに飲酒を続けて、大脳新皮質の麻痺が進むと、他人の迷惑を顧《かえり》みずに大声でしゃべったり、無作法なことを平気で言ったり、怒りっぽくなって大声で怒鳴り散らしたりします。女性の体を触ったり破廉恥《はれんち》なことを言ったりするセクハラが発生するのも、新皮質がつかさどる理性の抑制がまったくなくなり、辺縁系のつかさどる性欲がストレートに現れた結果です。

この段階では、平衡感覚をつかさどる小脳にも麻痺《まひ》が進んでいるため、立てばふらつき、歩けば千鳥足になります。吐き気や嘔吐が起こるのもこの時期です。

また、日ごろストレスがたまっている人や自分の感情を表現することの苦手な人が、激しい怒りを爆発させることもあります。酩酊すると人が変わったようになり、興奮したり、怒ったり、暴れたりする状態になることがありますが、この状態を俗に「酒乱」と言います。

〈泥酔期〉

さらに飲酒してアルコールの血中濃度が上がると、話も行動もまとまりがなくなり、意識もはっきりしないようになります。階段を踏み外したり、駅のホームから転落したり、駅のベンチで寝てしまったり、鞄をどこかに置き忘れたりするのがこの時期です。

また、翌日になると、前日酔って何をしたのかが思い出せない「ブラックアウト」という現象が起こります。ブラックアウトについては後で詳しく説明します。

〈昏睡期〉

このような状態になってもまだ飲酒を続けると、アルコールの血中濃度がさらに上昇し、ついには生命維持の働きをつかさどる脳幹（中脳、橋、延髄の総称）にまで麻痺が進み、意識がなくなって昏睡状態に陥ります。揺り動かしても起きず、大便や小便も垂れ流し状態になり、最終的には延髄にある呼吸中枢が麻痺して死に至ります。

呼吸中枢が麻痺しないまでも、嘔吐した物が気道をふさいでしまうと、昏睡状態にある本人は意識的にそれを取り除くことができないため、窒息死することがあります。

2. ブラックアウト

泥酔状態では、アルコールによって脳の働きが広範囲に麻痺させられた結果、目が覚めた後でそのときのことをよく思い出せないことがあります。その記憶の欠損のことをブラックアウトと言います。これはちょうど全身麻酔をかけられて手術を受けたときに、手術のことをまったく記憶していないのと似ています。お酒に強い人は大量に飲酒したときも泥酔状態に見えないことがありますが、脳は麻酔にかかっているようになっているため、ブラックアウトが起きることがあるのです。

泥酔期に酔って記憶がなくなる「ブラックアウト」は、アルコール問題のなかで非常に重要な位置を占めています。

私が治療した若い患者さんに、ちょっと変わったアルコール依存症の女性がいました。この女性のアルコールにまつわる主要な問題は、家でも街なかでもウイスキー一八〇㎖（純アルコールで約六〇g）をイッキ飲みして、酔って倒れてしまうという、急性アルコール中毒症状を繰り返すことでした。買い物途中のスーパーでも倒れ、救急車で病院に運ばれるといった騒動をたびたび起こしていました。

治療を始めてからも、彼女は処方した精神安定剤をまとめ飲みしては倒れ、救急車で運ばれるという事態を何度も起こしました。また、それだけでなく、過食しては自分で口に指を入れて吐くという行為や、手首をカミソリで切って傷をつけるリストカットもありました。

何をどうしてもそれらの行動はおさまらず、治療に苦労した人なのですが、あるとき彼女は言いました。「先生、私の病気はアルコール依存症でも過食症でもないことに気がつきました。私の病気はブラックアウト依存症です。ブラックアウトできるものなら何でも手当たり次第にやってしまうのです」と。

彼女は幼児期に虐待の経験があり、結婚後も夫からのＤＶ（ドメスティック・バイオレンス）を受けていましたから、そうしたトラウマが意識に浮かぶたび、そのトラウマを消し去るために、アルコールを飲んではブラックアウトするという行為を続けていたのでした。

過食も嘔吐もリストカットも意識を失うことはありませんが、不快な気分を抑えるには有効なのです。このケースにおいても、酩酊とブラックアウトは、自分の内部の怒りの感情を消してしまう効果的な方法として選ばれていたのでした。

3. 急性アルコール中毒

大量飲酒によって大脳皮質から脳幹にまで麻痺が進み、昏睡状態になり、血圧が低下し、体温が下がってショック状態になることを「急性アルコール中毒」といいます。急性アルコール中毒は、きわめて死亡リスクが高い状態です。

ときに若者が行う「イッキ飲み」は、短時間に大量のアルコールを摂取する飲み方であり、酔って急性アルコール中毒を起こしやすく、非常に危険です。

普通の飲み方ならば、途中で気持ちが悪くなって嘔吐したり眠ってしまったりして、それ以上は酒が飲めなくなります。ところがイッキ飲みでは、普通の飲み方では入りようのない大量のアルコールを、まさに一気に体内に入れてしまうことが可能なのです。

前に、アルコールは「麻酔剤や安定剤に似た作用がある」と述べましたが、酒を飲む人は、アルコールとはこうした薬物であることを十分理解しなければなりません。

急性アルコール中毒の人が発生したときは、すぐに救急車を呼んで病院に運んでもらい治療を受けなければなりません。医療機関では胃洗浄と点滴を行って、少しでも早く血液中のアルコール濃度を下げるようにしますが、アルコールは非常に体に吸収されやすい薬物であるため、様子を見てからなどと逡巡《しゅんじゅん》しているうちに手遅れになる場合もあります。

とくに、後で触れますが、アルコールに弱い体質の人に無理やり酒を飲ませると、急性アルコール中毒が起きやすいことを忘れてはなりません。そうした行為は殺人行為とも言え、知らなかったでは済まされません。

【事例】「イッキ飲み」による死亡事件

急性アルコール中毒で死亡した大学生の親族が、加害者である酒を飲ませた先輩に対して起こした裁判がありました。そこで明らかになったのは、大量のアルコールを飲ませた先輩が本人の状態に無関心で、寝ているだけと考えて一晩放置し、朝になって呼吸が止まっているのが発見されたという事実でした。

亡くなった大学生の親である加来《かく》仁《ひとし》氏（故人）は、イッキ飲みによる急性アルコール中毒で自分の息子を失った悲しみと憤りから「イッキ飲み防止連絡協議会」を設立し、後半生は全国をまわって、イッキ飲み防止と急性アルコール中毒の危険性を教育することの必要性を、講演で訴え続けていました。

資料は、その加来仁氏が神奈川県立追浜高校のＰＴＡ広報誌に寄せたアピールです（レイアウト改変）。ご子息を急性アルコール中毒で奪われた、父親の悲しみと口惜しさに溢《あふ》れています。

資料　加来仁氏のアピール

緊急アピール

息子の死をむだにしないで！

加来　仁

息子は中央大学一年生でした。身長一八一㎝、体重七三㎏で、スキークラブに所属、負けん気が強くまっすぐな性格でした。

その夜、東大の寮で東京地区六大学のスキークラブのコンパが行われました。寮の廊下で乾杯し、一年生は先輩たちの部屋をあいさつに回りました。最後に幹部の部屋に行き、友人によれば、日本酒四、五杯とウィスキー四、五杯にあたる量を飲んだとか。先輩や女子生徒がはやしたてるなか、イッキ飲みもあったといいます。立ち上がろうとしてその場にひっくり返り、トイレで吐き、いびきをかいて寝てしまいました。

翌朝になって、ゆさぶって起こしても起きないので、先輩たちが相談の末、部のワゴン車で救急病院に運び込んだ時にはすでに息がなかったのです。

なぜ一刻も早く救急車を呼ばなかったのか、適切な処置をしていれば助かった命ではなかったかと、何度口惜しく思ったか知れません。

事が大きくなるのを恐れてためらったこともありましょう。しかし、それ以上に、若者たちが大量飲酒の危険について無知だったこと、「起こしても起きない状態」が命にかかわる危険な状態だとの認識がなかったことが原因ではなかったでしょうか。

病院に運ぶことにしたのも、「授業に二日酔いではかわいそう」と考えたからだというのです。まさに死につつあった息子を前にしてのこのおそまつさに、寒々した思いがします。

事件の後、医学書を調べて、アルコールに「致死量」があることをを知り愕然としました。普通の人がウィスキー五〇〇cc以上を一度に飲むと致死量になりうるとありました。

酒のあふれる社会で長年生きてきた私がこんなことも知らずにいたとは。

どうかみなさん。多量のアルコールのイッキ飲みが自殺行為であることを、あなたのまわりの一人でも多くの方に伝えて下さい。

第三章
飲酒の慢性影響

1. アルコール関連疾患

アルコールの長期にわたる大量摂取がもたらす病気は、依存症ばかりではありません。様々な内科的な病気が過剰なアルコール摂取、すなわち大量飲酒によって起こります（表1）。

アルコールを長年続けて摂取していると体を壊すことになるのは、耐性上昇（後述）のためにどんどん酒量が増えてくるからです。

大量飲酒に伴う内臓への障害は、大量飲酒がもたらす様々な作用が複合して現れると考えられています。それらは、①大量飲酒によって内臓が長時間にわたって高いアルコール濃度にさらされるために発生する障害、②過剰なアルコールを分解するのに内臓が大きな負担を強いられることによる障害、③アルコールの中間代謝物である毒性の強いアセトアルデヒドが体内に蓄積することで起きる障害、④強い酒をストレートで飲むことで消化器の表面がただれることで発生する障害、⑤アルコール中心の生活で食生活が乱れることによる様々な栄養物質の不足、などです。

表1　おもなアルコール関連疾患

肝障害	脂肪肝，アルコール性肝炎，アルコール性肝硬変
膵障害	急性膵炎，慢性膵炎
消化器疾患	口腔咽頭がん，食道炎，食道がん，食道静脈瘤，胃炎，胃潰瘍，マロリーワイス症候群，十二指腸潰瘍，下痢，痔，大腸がん
糖・脂質代謝障害	糖尿病，脂質異常症
末梢神経障害・筋肉障害	ニューロパチー，ミオパチー
骨障害	骨粗しょう症
血液障害	巨赤芽球貧血，溶血性貧血，血小板減少

●肝臓の障害

アルコールによる内科的疾患の代表は、肝臓の障害です。

その初期に起こるのは、肝臓に脂肪がたまる「脂肪肝」です。脂肪肝とは、肝臓の細胞に代謝しきれない脂肪がたまっている状態を言います。肝細胞に脂肪がたまることで肝臓全体が腫れてしまい、その働きが悪くなります。

肝機能検査をすると、肝細胞に含まれている酵素であるAST（アスパラギン酸アミノトランスフェラーゼ。以前はGOTと呼ばれていました）やALT（アラニン・アミノトランスフェラーゼ。以前はGPTと呼ばれていました）の上昇がみられます。この二つは逸脱酵素と呼ばれ、肝細胞が壊れたときに細胞のなかに存在していたこれらの酵素が血液のなかに流れ込むため、その検査値が上昇するのです。

もう一つの検査項目であるγ‐GTP（ガンマ・グルタミール・トランスペプチターゼ）の検査値の上昇は、アルコールによって傷ついた細胞で酵素生成が亢進するために起こります。アルコール性肝障害では、このγ‐GTPの値が最も鋭く上昇します。

脂肪肝は肥満によっても起こりますが、アルコールが原因の場合は、肝臓がアルコールを代謝するのに忙しすぎて、肝臓が疲れてしまうために発生すると考えられています。脂肪肝は、過食や肥満のように、肝臓の細胞が代謝できる量以上の脂肪が体内に入ってきたときや、アルコールによって肝臓細胞の働きが低下したときなどに、代謝できなかった脂肪が肝細胞のなかにたまることで発生します。

脂肪肝は、毎日の大量飲酒を続けている人にだけでなく、普段は少ししか飲まないのに忘年会が重なって三日以上飲みすぎが続くようなときにも起こりますが、どちらの場合も二週間も断酒すれば回復します。

しかし、大量飲酒がさらに続くと、アルコールによって肝細胞が破壊され始め、AST、ALT、γ‐GTPなど肝機能の検査値が異常に高くなり、黄疸が現れてきます。こうした状態は、アルコール性肝炎の段階に入ったことを物語っています。アルコール性肝炎では、腹水、嘔吐、発熱なども起こります。

先に述べたように、脂肪肝の段階では断酒すれば回復しますが、アルコール性肝炎は重い病態なので入院治療が必要です。

アルコール性肝炎も短い入院で回復しますが、酒をやめずに大量飲酒を続けると、アルコール性肝炎を繰り返して何度も入院することになり、肝細胞が壊れては繊維組織に置き換わっていき、アルコール性の肝硬変になります。肝硬変は、字のごとく肝臓が硬く変化してしまう状態を表しており、アルコール性肝障害の末期状態です。

肝硬変では、有害物質を解毒したりグリコーゲンやたんぱく質を合成したりする肝臓の働きが低下してしまうので、体はだるく、食欲は落ち、むくみがとれず、腹水がたまるようになります。こうして普通の生活はできなくなり、寝たり起きたりの生活となってしまいます。また、肝臓の抗体産生力が低下することにより、免疫力が低下して感染にも弱くなるので、長生きはできません。

肝硬変になると肝臓が硬くなって収縮しますが、そうなると小腸から吸収された栄養物を肝臓に運ぶ役割をしている門脈の血流が阻害されるため、門脈は側副路（迂回路《うかいろ》）を食道の静脈や腹部の静脈に作らざるを得なくなります。その静脈が太く蛇行した状態が静脈瘤《じょうみゃくりゅう》です。

食道静脈瘤を内視鏡で見ると、食道の薄い粘膜のすぐ下に黒々と蛇行しているのが見えます。薄い血管壁の静脈ですからわずかな刺激で破裂する危険があり、破裂すれば大量出血などで死亡する危険があるので、緊急手術を受けなければなりません。

●胃の障害

アルコール濃度の高い酒をがぶ飲みすると、胃の粘膜がただれて急性胃炎を起こしますし、胃潰瘍になることもあります。

アルコールが原因の吐血もよくみられます。吐血は、胃炎や胃潰瘍からの出血だけでなく、飲みすぎて嘔吐したときに食道が傷ついて出血する、マロリーワイス症候群と呼ばれる吐血もあります。最も危険な出血は、肝硬変がもたらした食道静脈瘤の破裂によるものです。

●膵臓の障害

アルコールは膵臓《すいぞう》に対してもダメージを与えます。アルコールによる膵臓の障害としては、膵炎と糖尿病があげられます。

膵炎には急性膵炎と慢性膵炎とがあります。膵炎とは、膵臓が作り出すたんぱく質の消化酵素の働きが異常に高まって、膵臓自体が溶けていく病態です。急性膵炎では、発熱、嘔吐、激しい腹痛などの症状が急激に起こります。この治療は、入院して数日間の食事禁止、水分摂取禁止、持続点滴ということになります。慢性膵炎は急性膵炎が慢性化したものです。

膵臓からは、血糖をコントロールするインスリンというホルモンが分泌されています。このインスリンの分泌が何らかの原因で少なくなったり、糖分を過剰に摂取したため相対的にインスリンの量が不足したりして起こるのが、糖尿病です。入院したばかりのアルコール依存症患者の血糖値を調べると、約三〇％は異常を示します。そのうちの半数の人は断酒をして血糖値が下がりますが、残りの半数はすでに糖尿病になっていて、断酒をしても血糖値は下がりません。膵炎が繰り返され膵臓が破壊されるにつれ、インスリンが分泌されなくなり、ついには糖尿病になってしまったのです。

アルコールによる糖尿病は、肝硬変と同じくらいに寿命を縮める原因になります。その理由は、アルコール依存症の人がインスリンを注射しながら飲酒をすると、低血糖を起こしやすくなり、低血糖で死亡するアクシデントが起きやすくなるからです。

●その他の循環器病

少量の酒が全身の血液循環をよくすることは、よく知られています。しかし長期の大量飲酒は、これまでにみてきた依存症や肝障害、膵炎などの他、動脈硬化の促進、高血圧、不整脈などの原因ともなり、脳の血管障害である脳出血や脳梗塞をもたらす原因にもなるのです。

アルコールによって高血圧と動脈硬化が形成されると、脳血管障害が起きやすくなるからです。

2. アルコールによるその他の悪影響

アルコールによる害は依存症や内臓における害だけでなく、他にもあります。次にアルコールが原因で身体に及ぶ、その他の悪影響を説明します。

●末梢神経障害

アルコールによる末梢神経障害も、長期にわたる大量飲酒で発生します。症状としては、足の痺《しび》れ感が多いのですが、これは断酒を続けても回復しないことが多く、ひどくなると歩けなくなることもあります。アルコールは中枢神経にダメージを与えることが多いのですが、同じ神経系の末梢神経もダメージを受けやすいのです。

●性ホルモン障害

アルコールは、性ホルモンの分泌に悪影響を及ぼします。その結果、男性ではインポテンツ、女性では生理不順、早期の閉経、骨粗しょう症を招くことがあります。
骨粗しょう症は、骨形成を促す女性ホルモンの減少により促進されますが、アルコールはそうした性ホルモンのバランスを崩す作用を持っているからです。

アルコールの性ホルモンへの影響は、アルコールが中枢神経に及ぼす影響の一部です。性ホルモンやすべてのホルモンの働きを調節する中枢は脳にあり、アルコールによる脳細胞へのダメージは、神経伝達物質のバランスにもダメージを与えることになるのです。このことは、第九章「なぜ子どもの飲酒はダメなのか」でさらに詳しく説明します。

●がん

アルコールは、ある種類のがんにおいて主要な原因になっています。

ここでまず、がんの成り立ちについて理解しておきましょう。大ざっぱに言えば、発がん物質（これをイニシエーターと呼ぶ）が正常細胞をがん化させ、がん促進物質（これをプロモーターと呼ぶ）が、がん細胞の増殖に働いて、がんになると考えられています。

アルコールには、このプロモーターの働きがあることが知られています。日本人には消化器のがんが多く、がんの死亡者の約六割が消化器のがんによるものですが、そのなかでアルコールが主要な因子となっていると考えられるのは、口腔がん、食道がん、喉頭がん、結腸がんなどです。

日本人の約半数は、酒を飲むとすぐ顔が赤くなるような酒に弱い体質であるのに苦労して練習して、ある程度飲めるようになっている人たちがいます。そうした体質に最もなりやすいのが、まさにこの人たちであることが、これまでの調査からわかっています。食道がんす。無理して飲めるようになった結果がこれでは、「お気の毒に」としか言いようがありません。

アルコールはたばこと並ぶがん促進因子なのです。たばこは肺がんばかりでなく、様々な消化器のがんを作る原因でもあります。ところが、大酒飲みにはヘビースモーカーが多く、ヘビースモーカーには大酒飲みが多いという関係ですから、消化器がんはアルコールとたばこの相乗効果によってできやすくなると言うべきでしょう。

●老化

アルコールの老化促進作用も見逃すことができません。

大量飲酒は全身の老化を早めます。すでに述べたように、性ホルモンの変調による男性のインポテンツや女性の早期の閉経、骨粗しょう症なども、その一例です。三〇年以上大量飲酒を続けていると、五〇歳の人が七〇歳くらいに見えるほど老化していることも珍しくありません。

3.「隠れアル中」――内科的病気の原因としてのアルコール――

ある総合病院に入院している成人患者に対して久里浜式アルコール依存症スクリーニングテストを行ったところ、男性の二一％、女性の三％がアルコール依存症に近い「重篤《じゅうとく》問題飲酒者」であったという報告があります。このように、アルコール依存症に近い人でありながら内科的な病気で入院治療を受けていて、退院したら再び酒を飲みだす人がいます。アルコール専門医のあいだでは、こうした人たちのことをひそかに「隠れアル中」と呼んでいます。

様々な内科的病気の原因として、飲酒（アルコール）の可能性があることを理解しておいてください。

第四章

アルコール依存症

1. アルコール依存症とは

週四日以上の飲酒をしている状態を、「習慣的な飲酒」と言います。日本人では、成人男子の四五%、女性の九%が「習慣的な飲酒」をしており、中年男性に限れば八〇%が「習慣的な飲酒」をしています。飲酒の量からみれば、缶ビール一日一本の人もいれば、毎日大量に日本酒を飲んでいる人もいるわけですが、そうした人のなかには、病気で入院しているときでも、熱を出して寝込んでいるような特別な事態が発生したときでも、酒を飲まずには過ごせない人がいます。

この人たちは、すでにアルコールへの依存が出現していると推測されます。酒をやめようと思ってもやめられなくなっているのは、アルコール依存症と診断する際の必要条件の一つです。ちょうど、たばこをやめようとしてやめられない人がニコチン依存症であるのと同じです。

●耐性上昇

アルコール依存症と診断されるもう一つの必要条件は、酒に強くなっているということです。

「酒に強くなる」とはどういうことかというと、同じ酔いを得るために必要なアルコールの量が増えていく、具体的には倍かそれ以上になるということです。専門的には「耐性上昇」と呼ばれています。これは、中枢神経のアルコールに対する感受性の低下、すなわち脳がアルコールの作用に対して鈍くなることによって起こる現象であり、アルコール代謝酵素の働きが高まって、アルコールの分解が速くなっているというわけでは決してありません。ですから、毎日飲んでいれば酒が強くなり、逆に半年か一年間やめれば酒に弱くなっていきます。

この「耐性上昇」という現象は、あらゆる精神作用物質に共通して生じます。覚せい剤でも、最初はほんの少量でハイテンションになったのが、使い続けているとその何十倍も使わなければ効果が出ないということになってしまい、しまいには「薬漬け」という現象が起こるのです。アルコールの場合も同様で、飲める体質の人でも最初はコップ一杯のビールで酔うのですが、耐性が上昇すると、ウイスキーボトル一本を平気で飲めるようにもなります。

酒が強くなるのには、耐性の上昇という身体的な問題だけでなく、酔いの快感を学習しているという精神的な問題も影響しています。酒に強い人が酒のおいしさや酒の有用性を力説するのは、彼らが酔いの快感にとらわれているからとも言えるでしょう。

●アルコール依存症の診断基準

表2に、アルコール依存症の診断基準を示しました。

では、こうしたアルコール依存症の人は、日本にどのくらいいるのでしょうか。

二〇〇三年、全国の成人から無作為抽出した三五〇〇人に対する面接調査を行い（有効回答は二五〇〇人）、いくつかのスケールを使ってアルコール問題を抽出しました。それらのスケールの代表は、表に示したＩＣＤ - 10（International Statistical Classification of Disease and Related Health Problems, Tenth Revision：「疾病及び関連保健問題の国際統計分類第十版」、ＷＨＯ）と、久里浜式アルコール症スクリーニングテスト（Kurihama Alcoholism Screening Test：ＫＡＳＴ）です。

ＩＣＤ - 10は国際的な共通スケールで、ＷＨＯ（世界保健機関）でアルコール問題を議論する際にはこのスケールに基づくデータが必要です。また、ＫＡＳＴは日本では従来から最も普及しているスケールであり、この調査データから日本人のアルコール問題の推計値が出されています。

ＩＣＤ - 10のスケールでアルコール依存症と診断されるのは、成人男性では七二万人（一・九％）、女性で八万人（〇・一％）の合計八〇万人、ＫＡＳＴのスケールでアルコール

表2　アルコール依存症診断基準（ICD-10）

1	飲酒したいという強い欲望，あるいは強迫感
2	飲酒の開始や終了，あるいは飲酒量に関して，飲酒をコントロールすることが困難
3	飲酒をやめると離脱症状が出現，あるいは離脱症状を避けるために飲酒を続ける
4	耐性の上昇のために，酔うためには大量のアルコールを必要とする
5	飲酒に使う時間や酔った時間が長く，その他の楽しみや興味を失い，やらなくなる
6	アルコールに関する身体の障害や失敗が出ているのに飲酒をやめられない

6項目中3項目以上が該当する場合，アルコール依存症と診断される。

乱用者（重篤問題飲酒者）とされるのは、成人男性の三六七万人（七・一％）、成人女性の七三万人（一・三％）の合計四四〇万人と推定されました。

面接調査という方法で厳密にアルコール依存症と診断できる人の数も多いのですが、その周りにアルコール乱用の人、アルコール依存症すれすれの人がこんなにも多いということに驚かされます。

2. アルコール依存症の中心症状

これまで説明してきた「酒に強くなること」と「飲酒が習慣になりやめられなくなること」の二点は、アルコール依存症のほんの入り口であり、アルコール依存症と診断する際の必要条件にすぎません。

アルコール依存症の中心症状は、「コントロール喪失飲酒」と「離脱症状(禁断症状)」です。

●コントロール喪失飲酒

「コントロール喪失飲酒」とは、文字通りコントロールが利かない飲酒であり、アルコールへの精神依存が形成された状態での飲酒行動を表現しています。

アルコールに強くなるとより深い酔いを求めるようになり、どんどん強い酒を飲むようになります。そうすると、当然、飲み方も変わってきます。

それまでは仲間で飲むのが好きだったのが、一人で飲むようになり、たくさん飲むために価格の安い酒、アルコール度数の高い酒を飲むようになります。コントロール喪失飲酒の状態では「ほろ酔い」がなくなり、深い酔いである「酩酊」や「泥酔」までいかないと快感が得られないからです。

また、飲酒の時間も変わってきます。酔いを求めることが何よりも優先されるため、飲酒の時間が夕方や夜に限定されなくなり、朝酒や昼酒が始まります。

酔って周囲への配慮ができなくなったり、わめいたり怒鳴ったりしても、翌日になると、ブラックアウトのため自分がしたという記憶がない場合が少なくありません。健康でお酒に強い人でも、たまに深酒をすると、酔っているときの記憶が失われるブラックアウトを経験することがありますが、健康な人はそれを後悔して、しばらくは飲み方を控えるものです。ところがアルコールへの依存が生じた人は、酒による失敗の記憶をブラックアウトで消してしまうやり方を学習します。それゆえ酒による失敗が重なるといっそうアルコールを求め、その結果ブラックアウトがひんぱんに出現するようになるのです。

この状態がエスカレートすると、趣味や他への興味・関心もなくなります。酒だけが友となり、「酒があれば他には何もいらない」などと言い出すこともあります。

他にも、コントロール喪失飲酒では「薬物探索行動」と呼ばれる行動が現れます。これは、普通の人は酒がなくなれば我慢したり諦《あきら》めたりしますが、我慢ができず、どこかに酒はないかと探し回ったり、家のなかに酒が見つからなければ料理に使う味醂《みりん》を飲んだり、わざわざ外に買いに出たりする、そのような行動のことです。

多少酒好きの人であっても、近所の酒屋が閉店している時間なら、「今日はおしまい」と諦めて寝てしまうのが普通ですが、アルコール依存症の人は諦めません。酒を扱っている二四時間営業のコンビニがあれば、たとえ遠くであっても、たとえ冬の深夜であっても、違法を承知で車を運転して買いに行くのです。これがコントロール喪失飲酒の実態です。

【事例】連続飲酒発作を起こした男性

コントロール喪失飲酒の頂点は、「連続飲酒発作」と呼ばれる、アルコール依存症の人にしかできない飲み方です。

これは「飲んでは寝る、覚めては飲む」という具合に、食事もほとんどとらず、風呂にも入らず、髭も剃らないという生活を、数日から数週間も続けるものです。

当センターに治療を求めてきたアルコール依存症の三郎さん（仮名）は、典型的な連続飲酒発作を持っていました。大企業に勤める四〇歳の技術者でした。

三郎さんは、自分の飲み方がおかしいと思って一度酒をやめたのですが、酒を飲んではいけないと思うほどに飲みたい気持ちが高まり、一日中酒のことばかりが頭に浮かんできて仕事が手につかなくなりました。とうとう我慢ができなくなって飲んだところ、酒がとまらなくなったそうです。

彼は、苦しかった思いを話してくれました。

家族に黙って車で家を出て、少し離れた空き地に停まり、買ってきたビールやウイスキーなどを車のなかで飲んだそうです。二時間くらい飲んで酔っ払って寝ると、三時間ほどで目が覚めるので、残りの酒を飲んで再び寝ます。目が覚めると酒がないので、コンビニまで車を走らせて酒をしこたま仕入れ、トランクから出しては飲み続けました。この状態が数日間続いたそうです。

家族も会社も彼が突然行方不明になったので大騒ぎとなり、警察にも捜索願が出されました。一週間後、彼は薄汚れ、髭ぼうぼうの体《てい》で、体中から異臭を放ち、憔悴《しょうすい》しきった状態で帰宅したそうです。

連続飲酒発作は、アルコールの精神依存の典型と考えられており、すべてを放棄してアルコールの酔いのなかに浸《ひた》っていたいという心理に陥ることや、飲酒欲求が強すぎて抵抗できずに飲み続けてしまうことなどが原因で起こります。

三郎さんが帰宅したのは、酒を飲むと吐くようになり、脱水状態で苦しくなったからでした。吐くようになったのは、ぼろぼろの体がもうアルコールを受けつけなくなったからです。すぐに救急病院に入院させられ、一週間点滴を受けて自宅に帰されました。その後、会社からも家族からも本格的な治療を受けるよう厳しく言われ、当センターに来院したのでした。

●離脱症状

アルコール依存症のもう一つの中心症状は、「離脱症状」です。離脱症状は、体からアルコールが抜けてくるときに発生するもので、それゆえ「禁断症状」とも言われます。離脱症状には、手の震え、冷や汗、イライラした落ち着きのなさ、夜眠れない、食欲の減退、下痢が続くなどがあります。こうした状態が非常につらく、しかも酒を飲めば治るので、酒がやめられなくなるのです。

仕事中にロッカーなどに隠しおいた酒を少量飲む「隠れ飲み」という行動がありますが、これはアルコール依存症者が離脱症状で苦しくなったとき、アルコールを少し体に入れれば落ち着くためにとる行動です。

この離脱症状はどうして起こるのでしょうか。

アルコール依存症になると、二四時間身体からアルコールが消えることがなくなります(そのような飲み方になるのです)。すなわち体は、常時アルコールに浸された状態にあるわけです。前にアルコールの中枢神経系に及ぼす影響は抑制的であると書きましたが、こうなった体ではアルコールへの耐性上昇によって、中枢神経系はアルコールの影響下でも抑制されずに働くように変化しています。この状態の体からアルコールが抜けると、中枢神経系はいわばブレーキを失ったような状態になり、中枢神経系全体がバランスを失って「興奮状態の嵐」が始まるのです。最初は冷や汗や手の震えなどの自律神経から始まり、ひどくなると脳全体にわたって、「アルコール精神病」と呼ばれる状態が出現します。

こうした離脱症状は、「ダウン系」と呼ばれる抑制系のドラッグで発生します。一番激しい症状が出るのはヘロインなどのアヘン系のドラッグですが、アルコールの離脱症状は精神病状態までを伴うことがあるので、アヘン系に劣らず離脱症状は激しいと言うことができます。

話は少しそれますが、たばこをやめると、手が震えたりイライラしたりすることがありますが、これはニコチンの離脱症状です。

●アルコール精神病

アルコール精神病と呼ばれる重い離脱症状は、中枢神経系の無秩序な興奮状態に起因していますが、そこにはアルコールによる作用だけでなく、アルコール中心の生活による栄養障害の因子も加わっています。

アルコール精神病は、お酒を飲み終えてから四八〜七二時間経ってから出現します。そのころには酒のにおいもしなくなっているので、アルコール関連障害のことを知らない医師は見落としてしまうことがあります。

アルコール精神病にはいくつかの病態が含まれており、最もポピュラーなのが、激しい全身の震え（振戦）とともに現れる意識障害と、小動物などの幻視を伴う「振戦せん妄」と呼ばれる、せん妄状態の一種です。振戦せん妄は約一週間続きます。「アルコール幻覚症」では、統合失調症と同じような幻聴や被害妄想が出現します。てんかん発作とまったく同じ形の全身痙攣《けいれん》を伴う意識消失発作である「アルコールてんかん」は、アルコールによって体内のマグネシウムが低下することで引き起こされます。このてんかんは、脳波に異常がないことが特徴です。「ウェルニッケ脳炎」は高熱が出て意識障害に陥るもので、ビタミンＢ１の不足から起きると言われています。健忘症状が強い「コルサコフ症候群」や「アルコール認知症」などもアルコール精神病の一つです。

アルコール精神病の状態では、アルコールによる内臓障害も抱えていることが多く、脱水症状や栄養障害もひどいので、治療を加えないと生命の危険もあります。それゆえ、入院が必要になることも少なくありません。

【事例】アルコールを断って現れた震えと幻覚

連続飲酒発作が続いていた三〇歳の幸二さん（仮名）は、激烈な腹痛に襲われ、急性膵炎と診断されて内科に入院しました。

食事をとるのも水を飲むのも禁止され、二四時間の点滴治療が始まりましたが、三日目から振戦が出現するとともに、「体中にアリが這っているから取ってくれ」と騒ぎ出し、「水をくれ」とナースを怒鳴り、ついには点滴のチューブを噛み切ってその中身を飲み始めたそうです。そのため、その病院では治療ができないということで、久里浜アルコール症センター

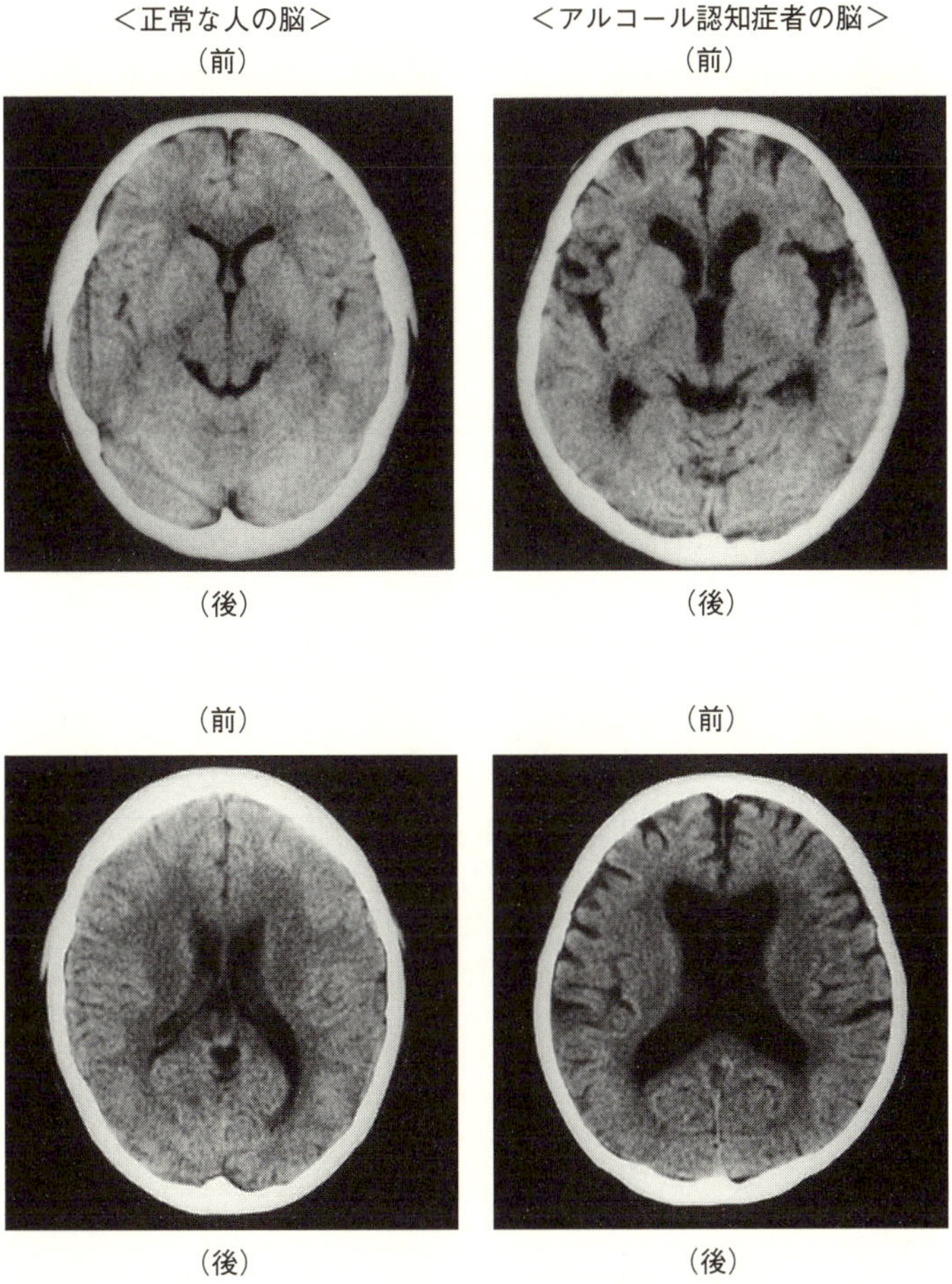

図3　CT写真にみる正常な人の脳とアルコール認知症者の脳

に救急車で転院してきました。

幸二さんは、自分に何が起きているのかまったく理解できず、「家に帰せ」と騒いでいました。点滴の針を自分で抜いてしまいますが、急性膵炎の治療は続けなければなりません。そこで、麻酔剤を継続して注射しながら、幸二さんの体を縛って点滴をしました。

一週間経って急性膵炎が軽くなり、点滴が終わって幸二さんは目が覚めましたが、なぜ自分がそこにいるのかについてはまったく記憶がありませんでした。ただ「アリがびっしりと体に群がっていて怖かった」ということは断片的に覚えていました。しかし、それが幻視（幻覚）であったことについては半信半疑でした。

以上が、入院してアルコールを断ったために、「振戦せん妄」という離脱症状が現れた事例です。

アルコール精神病は、アルコールによって脳がダメージを受けたために起こります。こんにちでは、その脳の状態をCT（Computed Tomography：コンピュータ断層撮影）やMRI（Magnetic Resonance Imaging：磁気共鳴画像装置）で見ることができるようになりました。

図3をみてください。左の二枚の写真は正常な人の頭部のCT写真で、右側はアルコール認知症の人の頭部のCT写真です。脳の中心部に見える黒い部分は脳室と呼ばれる空間で

すが、アルコール認知症の人ではその部分が大きくなっていて、脳が萎縮していることがわかります。また、頭蓋骨に近い部分にも黒い部分がみられますが、これは脳の外側が萎縮していることを示しています。すなわち、脳は全体としてスカスカの状態であり、これでは正常に働かないのが当然です。

3. アルコール依存症の治療

アルコール依存症の治療は、まず治療の原則を説明するところから始めます。その原則は「依存症は節酒ができない。したがって断酒するしかない」というものです。すでに述べたように、アルコール依存症の診断要件の一つとして「コントロール喪失飲酒」があります。文字通り、飲酒を自分でコントロールできないわけですから、治療は、この原則を本人が納得するところから始まります。

原則を納得したうえで、アルコールで壊れた体に対する内科的治療を行い、次に断酒を継続するための教育プログラムに入ります。このとき、「依存症は、アルコールに対して意志のブレーキがかからなくなっている状態である」ということを理解させ、専門医への通院を続けることと自助グループへの参加を促します。

自助グループには、断酒会とＡＡ（Alcholics《アルコホーリクス》 Anomymous《アノミマス》：匿名断酒会）という二つの組織があります。ＡＡは一九三〇年代にアメリカで生まれ、いまは世界中に広がっているアルコール依存症の自助組織です。断酒会は昭和三八年に日本で生まれた日本独自の自助グループです。この二つの組織は歴史と運営方針で違いがありますが、いずれも、そこで互いの体験談を話し合うことが断酒を続ける力になるという原理で活動しているアルコール依存症の人たちの集まりです。

また、若いアルコール依存症患者に対して、久里浜アルコール症センターでは、ヤング・アルコーリック・グループ（young alcoholic group：ＹＡＧ）と呼ばれる、若いメンバーだけを集めたグループ治療を行っています。若いアルコール依存症患者を中高年のアルコール依存症の人たちと一緒に治療すると、そこに「親子対立」が成立してうまくいかないことから、ＹＡＧを始めたのでした。ＹＡＧでは、若い人特有の対人関係の問題や親子葛藤などの問題も、アルコール問題とともに話し合うことにしています。

アルコール専門病院、とくに久里浜アルコール症センターのような専門病院の入院治療プログラムでは、かなり進行したアルコール依存症患者を主たる治療対象にしていますが、何の病気においても、早期発見・早期治療が効果を上げることは間違いありません。アルコール問題においても、初期の乱用段階や依存症が始まったばかりの人に対しては、数回の教育プログラムで断酒や節酒が実現するという効果が上がっており、企業の健康管理室などでも行われています。これは、アルコールの早期対策プログラムと呼ばれています。

子どもの飲酒の是非について論じる前に、まずは大人の飲酒を減らす必要があります。毎日の安全な飲酒とは、五〇〇㎖の缶ビール一本程度なのです。ここまで読んでこられた教師や親のなかで、自分は飲みすぎていると気づいた人はさっそく節酒を始めてください。そこから、子どもたちの飲酒について、語るべき言葉が出てくると思います。

第五章

子ども、家族を苦しめる親の飲酒

これまで、飲酒にはどのような害があるかに焦点を当ててきました。しかし、それらはいずれも直接的なものでした。

飲酒の怖いところは、親のアルコール問題が子どもにも悪影響を及ぼしたり、飲酒して暴力をふるっている親に対して子どもの心のなかにトラウマと怒りが蓄積していくことにもつながっていくところです。親のアルコール問題は、ときとして子どもに破壊的な作用を及ぼすことがあります。たとえば、飲酒している親による子どもへの暴力、飲酒している親による子どもの虐待やネグレクト（養育放棄）などです。

私は以前、児童相談所に持ち込まれた相談について、そこに親のアルコール問題が関与している割合はどれほどかを調べたことがあります。結果は、児童相談所で対応した子どもの親の三〇%がアルコール問題を持っていました。これは大きな数字と考えられます。

また、私は高校生の飲酒問題の調査をしたとき、調査対象の高校生に親のアルコール問題についての質問をしたことがあります。質問は表3にあげた一〇項目で、そのうち三項目にマルをつけた子どもは、親のアルコール問題のせいで心に傷（トラウマ）を持っていると判断しました。その基準でみると、高校生の一二%は親のアルコール問題でトラウマを持っていました。これも大きな数字であると考えています。

表3　アダルトチャイルド・スクリーニングテスト（CAST-J）

1	親に飲酒を止めるように忠告したことがある
2	親の飲酒のために自分の生活がじゃまされたことがある
3	飲酒している親と口論したり，ケンカしたことがある
4	あなたの親は飲酒してわめいたり，家族をなぐったりしたことがある
5	飲酒しているときに両親が夫婦げんかをしたことがある
6	親の飲酒をめぐり自分がイライラしたり，ひとりぼっちの気持ちになったことがある
7	親が飲酒をやめてくれたらどんなにいいだろうかと考えたことがある
8	親の飲酒に対して自分に責任があると考えたことがある
9	アルコールのために両親が離婚するのではないかと考えたことがある
10	あなたは親がアルコール依存症ではないかと考えたことがある

1. アダルトチャイルド

こんにちマスコミなどをはじめとして、親への葛藤感情を持ち続けている大人のことを「アダルトチルドレン」と呼ぶことがありますが、「アダルトチャイルド」（複数形でアダルトチルドレン）という用語が最初に用いられたのは、アルコール問題においてでした。

アルコール問題における「アダルトチャイルド」とは、adult child of alcoholics を短くした言葉であり、その頭文字をとってＡＣＯＡとかＡＣと呼ばれます。すなわち、その本来の意味は「アルコール依存者である親の子で、現在は成人している人」というものです。

アダルトチャイルドは診断名ではありません。

「アルコール依存症の親の子」という境遇を持った人にはある共通する心理特性が認められるとのことで、とりたててそう呼ぶようになったということです。

なお、アルコール依存症の親を持つ人だけでなく、家庭内離婚や絶え間ない夫婦の不和など、機能不全の家庭に育った人たちにも似た心理特性が認められるので、その人たちもアダルトチャイルドと呼ぶことがあります。このアダルトチャイルドは、adult child of dysfunctional family（ACOD）です。

アダルトチャイルドはこのように広い意味で使われることもありますが、ここでは「アルコール依存者である親の子で、現在は成人している人」という本来の意味で用いることにします。

なお、先ほどあげた高校生への調査時に使用した質問（表3）がアダルトチャイルド・スクリーニングテストです。この三項目以上にマルがつく人は、アダルトチャイルドと推定されます。

2. 暴力に怯《おび》えるアルコール症家族

アダルトチャイルドの心理について説明する前に、まずアルコール依存症の親を持つ家族

（以下「アルコール症家族」と略します）について説明しなければなりません。ここでは、問題を分かりやすくするために、父親がアルコール依存症の場合について説明します。

アルコール症家族の基本的特徴は、子どもにとって一番必要な「家庭での安心感」が欠如しているという点にあります。子どもにとって、家族は安心の根源です。子どもの心は、家族の愛に包まれた安心感のなかで育ちます。

しかし、アルコール症家族では何が起こるかわからず、安心できません。今日は、アルコール依存症の父親は飲んで静かに寝てくれるのか、それとも飲むほどに機嫌が悪くなって母親を責め始め、食器を投げ、母親に殴りかかるようになるのか、この予測がつきません。子どもとしては、息を殺して、父親が静かに寝てくれるのを祈るしかないのです。

極端な場合は、母親と子どもが洋服を着たまま布団に入る習慣のアルコール症家族もいます。酔った父親が暴れだしたら、たとえ夜中であっても母子で逃げ出さなければならないからです。あるアダルトチャイルドは、夜中に逃げ出して、冷たい雨のなか、夜が明けるまで隣家の軒下で母子で体を寄せ合って過ごしたことがあった、と語ってくれました。

それでも、酔った父親でも子どもに暴力を振るうことは多くありません。暴力は主に母親に向けられます。しかし、母親が殴られている間、子どもは自分が殴られているのと同じ痛みを感じます。それがトラウマになるのです。そして、「自分が何か悪いことをしたから父親と母親はけんかしているのだ」と感じるのです。この感覚はアダルトチャイルドの人を終生悩ませる「いわれなき罪悪感＝とくに自分が悪いことをしていないのに罪悪感を持ってしまうこと」につながっています。

楽しい食卓とか、家族で楽しくおしゃべりをしながら食事をするなどは、家族の基本的な喜びの一つです。しかし、アルコール症家族では、そのようなくつろいだ食卓はありません。酒を飲んでいる父親のそばで家族はみな緊張して食べています。ちょっとご飯をこぼしただけで父親が怒鳴り出し、食卓をひっくり返すかもしれないからです。そそくさと食べ終えて食卓から離れる子どももいれば、一所懸命楽しい話をして食卓を楽しく盛り上げようとする子どももいます。どちらの子どもも緊張していて、決してくつろいでいるわけではないのです。

アダルトチャイルドは沈黙が苦手です。両親が沈黙しているとけんかが始まるのではないかと緊張し、子どもとしては何か楽しいことを話して、その場を盛り上げなければならないからです。

【事例】「ニコニコ仮面」をつけていた摂食障害の女性

摂食障害の治療で私の外来に来た、二五歳の良子さん（仮名）という女性がいました。彼女は過食症でした。食べたいという衝動が湧いてきて食べずにはいられなくなり、お腹いっぱいにつめ込むと、苦しいし太ることの恐怖に襲われて、指を喉の奥に入れて自分で吐くという行為を繰り返していたのです。

良子さんはアダルトチャイルドでした。彼女は誰に対してもどんなときでもニコニコして、嫌な顔一つしませんでした。「嫌なことがあるときでもどうしてそんなにニコニコしているのか」と私が聞きますと、彼女の答えはこうでした。

「私の家は暗かったのです。お父さんは毎晩酒を飲むと機嫌が悪くなり、誰彼となく文句を言い始めました。そんなときに私が楽しい話を始めると、お父さんも機嫌が直って静かに酒を飲むのです。お父さんがいないと母親はいつも私に愚痴をこぼし、お父さんの悪口を言っていました。私はいつも母親の慰め役でした。私が明るくしていないと私の家族は壊れるのです」と。

その話を聞いて、私が「君は『ニコニコ仮面』をつけていたんだね」と言うと、良子さんは泣き出してしまいました。彼女は、どんな場面でもいつもニコニコしてみなを楽しくするということを、自分の宿命としていたのでした。

3. 裏切りに苦しむ家族

アルコール症家族には裏切りが横行します。

家族が一番望んでいることは、お父さんが酒をやめてくれることです。酒で大きな失敗をした父親は、必ず「もう酒をやめる」と言いますが、その約束が守られることは決してなく、何日か経てば再び飲み始めます。親は子どもに「嘘をついてはいけない」と諭していますが、家族が一番守ってほしい約束を父親自身が守らないのです。

私は専門医として、アルコールをやめようと誓ってもやめられないのがアルコール依存症という病気であると考えますが、子どもにとっては親の裏切りに他なりません。

アルコール依存症の親が裏切るのは、「酒をやめる」という約束だけではありません。酒のために約束を破ることが数限りなく続くのです。誕生日プレゼントを買ってくれると約束していたのに飲んで忘れてしまったこと、ディズニーランドに行く約束をしていたのに朝帰りで反故《ほご》にされたこと、父親参観日に酒のにおいを振りまきながら学校に父親が現れたこと——。

久里浜方式と呼ばれるアルコール依存症の治療プログラムのなかに「酒歴発表」という山

場があります。退院を前に、入院中に学んだアルコールの害について自分に当てはめて発表すること、自分のアルコールにまつわる歴史をまとめること、退院後の断酒の決意表明、などが酒歴発表の具体的内容です。

アルコール依存症の人たちの回復のための集まりである自助グループの断酒会やＡＡには、酒歴発表がつきものです。自助グループの大きな全国大会になると、集まった千人以上を前に体験発表が行われます。

アルコール依存症の体験発表は、アルコールにまつわる失敗談や、周囲に対する裏切りの歴史を隠さず話すこと、いわばアルコールによる罪の告白という場なのです。そうした嘘偽りのない話をすることが本人に断酒する勇気と力を与えてくれるものであり、それを聞いている当事者にも同じような勇気と力を与えてくれると考えられています。涙ながらに語られる本人の話は、当事者でない私たちが聞いてもつらくなるような話が少なくありません。

酒歴発表でよく出てくるのは、子どもの貯金箱を壊して小銭をつかんで酒を買いに行った話や、子どもの貯金通帳からこっそりお金を下ろして酒代に充てた話などです。それは、自分がしたことは人として決して許されないことであり、自分は人間以下であったという罪の告白であり、懺悔《ざんげ》なのです。それを聞いていて、私たちは彼の罪の深さと、その罪を告白した彼の勇気と、断酒を続けて過去の償《つぐな》いを始めようとする彼の気持ちに共感するのです。その前提には、当事者にとっても私たち専門医にとっても、アルコールによる数々の失敗はアルコール依存症という病気が原因であり、断酒を続けて病気から立ち直ったときには許されることだ、という了解があります。

私は酒歴発表を聞いて共感しながらも、一方ではアダルトチャイルドの治療に当たっている専門医として、父親の行為によってトラウマを抱えてしまった子どもに「病気であった父親」を許すことができる日が来るのかどうか、「病気であった父親」を許すことでトラウマは癒《い》えるのであろうか、といつも考えてしまうのです。

4．怒りの渦巻く家族

アルコール症家族は怒りが沈澱している家族です。どんな家族でも夫婦げんかや親子げんかのまったくない家族はないでしょうし、対立やけんかは家族のなかでの大事な行事と言ってよいところがあります。なぜなら、家族という小さくて狭い共同体のなかで、けんかという激しい感情の爆発と、その後に続く和解のプロセスによって家族はお互いを理解し許し合うことができ、より家族の絆《きずな》が強まるからです。

しかし、アルコール症家族には、感情の爆発の後に続くべき和解のプロセスがないので、

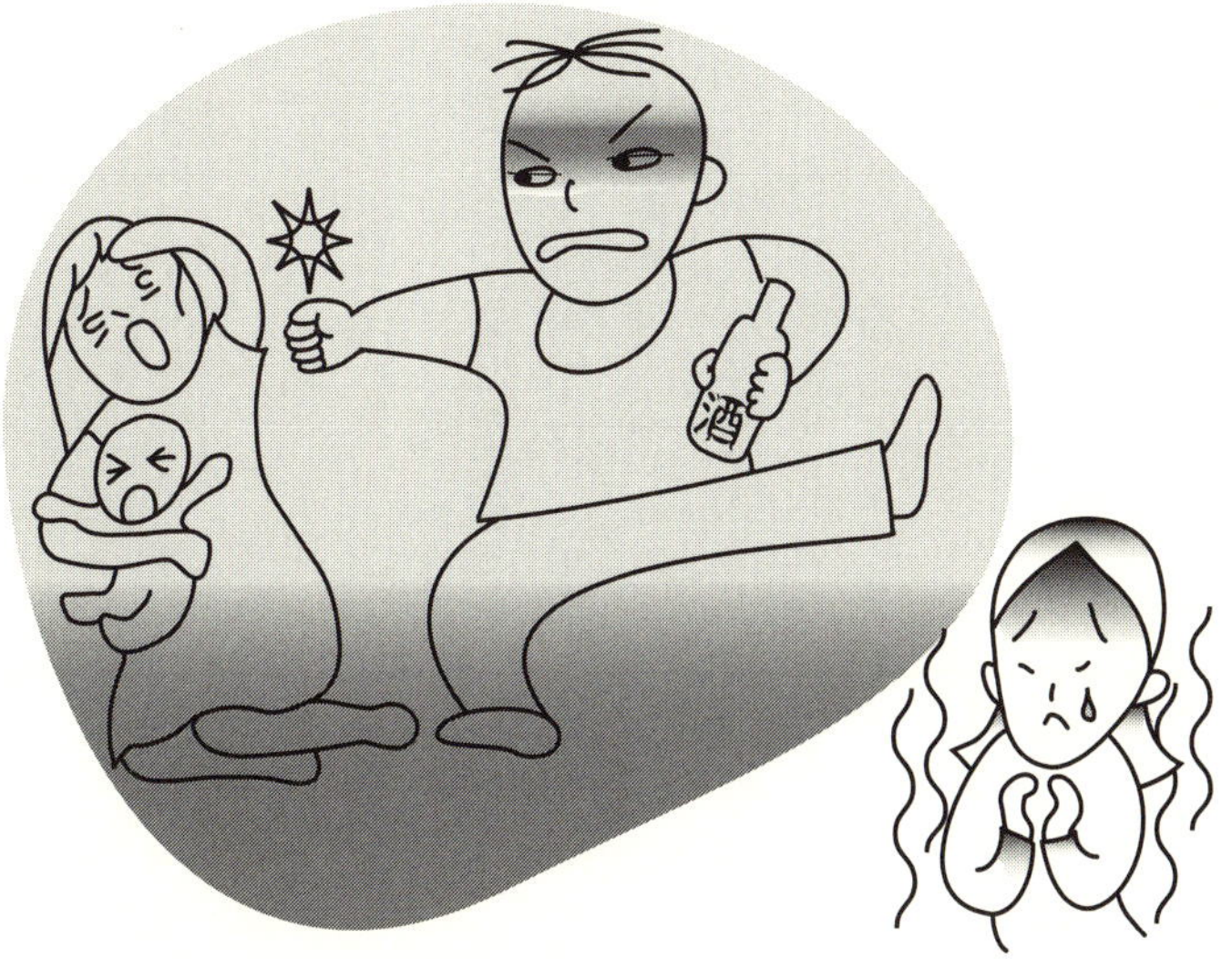

家族のなかに怒りは沈澱していくことになります。これはアルコール依存症が、人間としてのあたりまえの感覚が失われる病気であるため、コミュニケーションができなくなっているからです。

和解ができない一番の理由は、アルコール依存症者がブラックアウトするため、酔っ払ったときの記憶がほとんどを失われているということです。たとえ断片的に覚えていることはあっても、その場のリアリティは失われています。そのため、酔いが醒めたとき、家のなかが散らかり、物が壊れ、ガラスが割れ、奥さんが目の周りを腫らしていても、そのすべてが自分のなせるわざという自覚がありません。

彼が「何が起きたのか」と家族に尋ねたと

き、家族が非難感情を込めて事細かく説明すれば、彼は家族の言葉のなかに悪意を感じ、いたたまれずにすぐ酒を飲み始めることになるでしょう。また、もし彼が謝ったとしても、それはその場を取り繕うだけの、表面的な、感情がこもらない言葉でしかありません。

このように、アルコール症家族には和解のプロセスがなく、家族の怒りは沈澱することになるのです。

【事例】父親の酒乱が原因でシンナー中毒になった女子高生

シンナー中毒の高校二年生、美香さん（仮名）もアダルトチャイルドでした。

父親は酒乱で暴力が絶えず、娘がシンナー中毒になったとき、母親はせめて娘だけでも立ち直ってほしいと願い、私に治療を依頼してきたのでした。美香さん自身も、シンナーをやめなければ学校も続けられなくなり、人間として堕落してしまうと考え、毎週まじめに通ってきました。来院したときには、シンナーを吸ったかどうかをチェックし、なぜシンナーにはまったのか、家族についてどう思っているのか、などの話を聞きました。

あるとき美香さんは、自分の部屋は机も壁もぼろぼろなのだという話をしてくれました。イライラすると気がおさまらず、ナイフで机に穴を開け、壁にナイフを突き立ててしまうと言うのです。とくに父親が飲んで暴れた日には、何時間もそれをやらないと眠れないそうです。女子高生が壁にナイフを突き立てている姿を想像すると、鳥肌が立つと同時に、彼女にたまっている怒りの大きさに圧倒されてしまいました。シンナーを吸うことは、彼女にとってイライラを抑える最も効果的な方法だったのでしょう。

美香さんの治療は失敗しました。彼女がシンナーをやめるための前提条件である父親が治療の場に来ることはなく、彼が断酒を試みることもありませんでした。彼女は、再びシンナーを吸ってしまい、それから私の外来には来なくなりました。

【事例】出刃包丁で酒乱の父親を刺そうとした高校生

男性の場合は、自分の怒りの表現が激しい形をとることもあります。二五歳のアルコール依存症の祐樹さん（仮名）の話は、もっと怖いものでした。

祐樹さんは一人っ子で、父母と三人家族でした。父親はほとんど仕事をせず、絶えず酔っ払っているので、母親が働いて家計を支え、彼も中学時代から新聞配達をしていました。父親は大声で怒鳴って母親から酒代をまきあげることもあり、彼はそのたびに父親に対して激しい怒りを感じていたそうです。しかし、彼はいつもニコニコしていて、怒りを表面に出すことは決してありませんでした。

父親は家で暴れるだけでなく、飲み屋でも酔っ払ってけんかを仕掛け、警察に保護されることがたびたびでした。そうしたときは、母親が行っても余計に怒りまくるだけでしたから、高校生になった彼が警察までもらい下げに行きました。夜の街で大声を上げる酔っ払いの父親を、なだめすかしながら家に連れて帰って寝かせるのは、彼の役割でした。彼は、気配りのできる親孝行な息子として、近所でも評判だったそうです。

しかし、高校時代の祐樹さんは、ひそかに買った出刃包丁を毎晩枕の下に入れて寝ていました。もしも今晩、父親が酔って母親に殴りかかったら、この出刃包丁で父親を刺すしかない、と思いつめていたのでした。彼のなかに沈殿した怒りは、出刃包丁に凝縮されていたわけです。

幸いにも出刃包丁が使われることはなく、祐樹さんが犯罪者にはなることはありませんでした。しかし、父親を殺そうと考え、もしかすると殺したかもしれないという思いが消えることはなく、ずっと彼の負い目になっていたのでした。

高校を卒業した彼が会社勤めを始めたころ、父親は脳梗塞で倒れ、半身が麻痺し、口も利けなくなりました。それから父親はすっかりおとなしくなり、酒も飲まなくなりました。

5. アダルトチャイルドが抱える問題

これまで、親のアルコール問題が原因の家族像をみてきました。ここからは親のアルコール問題が子どもにどう影響するかについて述べたいと思います。

●アルコール依存症になりやすい

アダルトチャイルドは、アルコール依存症になりやすい傾向を持っています。しかも、若いうちにアルコール依存症になることが知られています。

二〇〇三年に行われたアルコール問題の全国調査では、成人男性のなかのアルコール乱用者（KAST における重篤問題飲酒者）は七%で、女性は一%と推定されています。これに対し、久里浜アルコール症センターに入院した人の親がアルコール乱用者である割合は二五%と、一般の三倍以上の割合であり、アダルトチャイルドがアルコール依存症になりやすいことを示しています。

さらに、二〇代の若いアルコール依存症者に限ってみれば、その四〇%がアダルトチャイルドでした。

現在、アルコール依存症のなりやすさは、遺伝と環境との両方に要因があると考えられています。

遺伝の要因は、一九六〇年代にスウェーデンの有名な養子研究で明らかにされました。スウェーデンでは昔から養子縁組が盛んで、シングルマザーの子などが養父母に育てられることが多く、国家がそれを奨励し、追跡調査もしています。これも、そうした追跡調査で明らかになったことです。

その調査から明らかになったのは、実父がアルコール依存症であると、養父がアルコール依存症でなくとも大人になってアルコール依存症になる率が高く、実父がアルコール依存症でないと、養父がアルコール依存症であっても大人になってアルコール依存症になる率は低いというものです。

その後に報告されたアメリカの双子研究も、アルコール依存症における遺伝の関与を示すものでした。一卵性双生児がそれぞれ別の家の養子になり、異なる環境で育てられても、大人になったときのアルコール依存症になる率は同じであったという報告です。

これらの報告から、アルコール依存症のなりやすさには、遺伝が関与していることが明らかになりました。こんにちでは世界の学者が、アルコール依存症のなりやすさと関係しているＤＮＡの場所を捜す研究をしています。

アダルトチャイルドがアルコール依存症になりやすい環境要因の筆頭は、先に述べたアルコール症家族です。彼らはそのなかでトラウマを抱え、不安と緊張を強いられ、怒りが抑圧され、感情を失った存在として育ちます。アルコール依存症になったアダルトチャイルドの多くは「酒に酔ったときが一番ほっとして自分らしくなれる」と語ります。これはアルコールを精神安定剤として使っているということです。

しかし、アルコールは精神安定剤としては効率が悪いので、どんどん依存が進むことになるのです。

アルコールは耐性上昇がおきやすく、アルコールを安定剤代わりに飲んでいると、どんどん量が増えて依存が始まることになるのです。一方、医薬品として医師から処方される精神安定剤は耐性上昇がおきにくい薬品のみが許可されていますから、安全なのです。

【事例】わずか一〇か月でアルコール依存症になった男性

先ほど紹介した祐樹さんの話の続きです。

祐樹さんは就職しても、父親のようにはなるまいと、決して酒を口にしませんでした。上司からどんなにすすめられても飲みませんでした。飲めば父親のようになるかもしれないと恐れていたからです。

しかし、彼が二四歳のときに危機が訪れました。祐樹さんは会社から地方への単身赴任を命ぜられ、地方支店の現場監督として働き始めました。しかし、新任地の数人いる部下たちはみな五〇代で、彼のような青二才の言うことは誰も聞いてくれません。

仕事は一向に進まず、ついには「いじめ」のような雰囲気になったと言います。問題を抱え込むタイプの彼としては、上司に相談することもできませんでした。三か月経つと、彼はそうした不安や悩みから不眠症になり、仕事に行くのも嫌になり、朝アパートから出るのもつらくなりました。

そこで彼は、眠るために酒を飲み出したのでした。酒を飲むと少しは眠れましたが、酒の量はどんどん増えて、半年もしないうちに黄疸が現れて、入院することになりました。アルコール性肝炎でした。一か月間の入院で退院しましたが、退院したとたんに再び飲み始めました。彼にはもうアルコール依存が生じていたのです。昼も夜も飲み続け、会社の産業医から久里浜アルコール症センターに紹介されたのでした。

祐樹さんの場合は、酒を飲み始めてわずか一〇か月という、きわめて短い期間でアルコール依存症になった特異なケースです。これは、彼がアダルトチャイルドであったからと思われますし、精神安定剤代わりにアルコールを使うと短期間で依存症になる、という証明でもあります。

●薬物乱用に陥りやすい

アダルトチャイルドがアルコール依存症になりやすいことに関しては、早くも高校生の時点でその傾向がみられます。

一七〇〇人の高校生に対して飲酒・薬物問題を調査したとき、私は、アダルトチャイルドのスクリーニングテスト（六七ページ表3参照）も一緒にやってもらいました。

その結果から、親のアルコール問題でつらい思いをしたことがある高校生が、一二%いることがわかりました。そのアダルトチャイルドの生徒たちに注目すると、そのなかに問題飲酒群（これをリスクの高い飲酒をしている「問題飲酒群」と呼んでいる。一一四ページ参照）が二二%含まれており、アダルトチャイルドでない生徒における問題飲酒群の割合が一一%であったのと比べて、大きな差がありました。

また喫煙についてみると、アダルトチャイルド群における喫煙者の割合が一八%であるのに対し、そうでない生徒における割合は一五%。シンナー経験についてみると、アダルトチャイルド群におけるシンナー経験者の割合が一二%であったのに対し、そうでない生徒では五%しか存在しませんでした。

つまり、アダルトチャイルドの高校生は、そうでない高校生に比べて、リスクの高い飲酒をするものも多く、喫煙しているものも多く、シンナー経験者も多かったのです。この調査のように、アダルトチャイルドは、アルコール依存になりやすいばかりでなく、たばこやシンナーなどの薬物乱用にも陥りやすいと言えましょう。

●対人関係に悩みやすい

アダルトチャイルドは、大人になって対人関係で悩むことが少なくありません。

単身赴任がきっかけでアルコール依存になった祐樹さんのように、問題を抱え込んで誰にも相談できないタイプや、摂食障害になった良子さんのように、いつもニコニコ仮面をつけているタイプがその代表です。

アダルトチャイルドは、他人とのあいだに安心した関係を築くことが困難です。子ども時代の不安に怯えていた生活の記憶から、どんなに穏やかな日が続いていても、いつ破局が来るかわからないという不安が心の底に渦巻いているからです。いつか裏切られるのではないか、いつか嫌われるときが来るのではないか、と恐れているのです。

【事例】すべて自分のせいと思ってしまう男性

アダルトチャイルドの真司君（仮名）は、いつも自分が失敗するのではないか、と恐れていました。

真司君は毎日自分の仕事にミスがあるのではないか、ということが気になってしかたがなく、やった仕事については何度も何度も確認をしてしまうため、いつも終電でしか帰宅できませんでした。自分のやっていることがばかばかしいということはわかっているのに、不安になって繰り返してしまうのです。

親が夫婦げんかをしていると、小さい子どもは自分が悪い子だから親がけんかをするのだと感じてしまうことが多いものです。真司君も幼いころ、父親が母親に暴力を振るっているのは自分のせいだと思っていたので、泣いて父親に謝っていました。そして、思春期以降、親のけんかは自分のせいではなく父親の飲酒のせいだと理解できるようになっても、自分は何か悪いことをしているのではないか、という考え方が頭から離れませんでした。そして、彼の「自分は何か間違っている、何か失敗するはずだ」という非合理な信念に変化し、固定化してしまったのです。

●子どもを虐待しやすい

子どもの虐待が増えています。虐待には身体的虐待、性的虐待、ネグレクトという三つの種類があります。

先に、アダルトチャイルドはトラウマを抱えている存在であると言いましたが、その程度がひどいときは虐待を受けていると考えた方がよいのです。たとえば、①酔って暴力を振るう父親が、そのアルコール問題に関して治療を受けようとしないとき、②酔っ払った父親による思春期の娘に対する性的行為の強制、③アルコール依存症の母親が治療を受けずに、いつも酔っていて子どもの世話ができなくなっているとき、などは虐待ととらえることが必要でしょう。

現実に虐待が存在する、ということは親が解決能力を喪失していることですから、周囲の人たちのサポートで親子関係を変える働きかけが必要になります。また虐待防止法に基づいて、児童相談所に通報して公的機関からの介入援助を依頼することもできます。このとき、児童相談所は通報者が誰であるか明らかにしないことになっています。

【事例】子どもへの接し方がわからず虐待を繰り返した母親

三五歳の沙織さん（仮名）は、夫と四歳の男の子との三人家族で暮らしていました。しかし、子どもに暴力を振るっていると近所から通報があり、児童相談所が調査に入りました。沙織さんは児童相談所の職員に「イライラすると子どものすることにカッとなり叩いてしまうので、精神科にかかりたい。暴力と言われてもしかたないくらいに叩いてしまうので反省している」と話し、久里浜アルコール症センターの外来治療を受けることになりました。

沙織さんは、落ち着きのない子どもにどう対処してよいのかわからない、それ以上に、子どもをどう育てればよいのかわからない、という悩みを持っていました。

じつは、沙織さんは自分自身も子どものときに虐待を受けていました。漁師だった父親は酒を飲むと母親や子どもに見境なく暴力を振るう人でした。また母親も、父親から暴力を受けた後、やつあたりで子どもを叩いたり、イライラしたときに子どもを叩いたりする人でした。「私は、父親にも母親にも優しくしてもらったことがない。父親の膝に乗った思い出はないし、母親に抱いてもらった記憶もない。うちの親は常識も教えてくれなかった。私は世のなかの常識を、近所の人のまねをすることで覚えた」と沙織さんは話しました。

結局、沙織さんは中学時代に非行グループに入り、家にはほとんど帰らず、中学を卒業した後は住み込みで働きました。職も転々と変わり、両親とは音信不通でした。

沙織さんが危機に陥ったのは、結婚して子どもができてからでした。子どもをどうかわいがってよいのか、子どもとどう遊んでよいのかわからずに悩み、イライラしては子どもを叩いていたのです。

いま、沙織さんは自分らしさをどう見つけるのか、親に対する恨みの感情をどうするのか、ということについてカウンセリングを受けています。そして、保健福祉事務所が催す子育て支援の母親サークルに入って、子どもとの遊び方を学んでいますが、いまでもときどき子どもを叩いてしまうということです。

　このように虐待を受けて育った人は、親になっても子どもとの接し方がわからず、自分の子どもに対して虐待を繰り返してしまうことがよくあります。

　沙織さんのようなアダルトチャイルドは自分の感情のコントロールが上手ではありません。とくに怒りの感情は、ずっと我慢するか爆発するかの両極端になることが多いのです。感情のコントロールは、親が家庭生活のなかで子どもに教えることです。アダルトチャイルドは親から教えてもらったことがないので、親の立場になったときに行きづまってしまうのです。

第六章

アルコールがもたらすその他の問題

1．ドメスティックバイオレンス（ＤＶ）

「ドメスティックバイオレンス（ＤＶ）」とは、親しい間柄にある人から受ける暴力のことです。親子はもちろん、恋人同士や同性カップルにもありえますが、やはり夫から妻など、男性から女性に対して振るわれる暴力が一番多くなっています。

ＤＶは、家庭におけるアルコール問題の主要な位置にあります。ＤＶは、男性優位社会が成立してから、男性が女性を抑圧するための主要な手段として使われてきたと言われます。

酒に酔ったときの暴力は、大脳新皮質が麻痺しており理性のブレーキが働かないので、破壊的な力を持つことになります。酒乱と呼ばれる人は、ある一定量を越え多量のアルコールを飲むと不機嫌になり、荒々しくなって暴力を振るうようになりますが、多くの場合は、自分が暴力を振るったことが記憶に残っていません。つまり酔ったときの暴力はブラックアウトしてしまうのです。

二〇〇三年に、アルコール依存症の夫を持つ妻一二〇人に対してＤＶ経験についての調査を行い、一般人口における総理府の調査との比較をした研究があります。アルコール依存症の夫を持つ妻で「命の危険を感じるほどの暴力を受けたことのある」人は三〇％に及び、一般人口における五％と比較して危険率は六倍に及びました。また「治療が必要なほどの怪我《けが》ではなかったが暴行を受けた経験を持つ」妻は五五％も存在し、一般人口における一四％と比較して危険率は四倍であったと報告されています。

ＤＶは、暴力による怪我をもたらすだけではありません。絶え間ない暴力は女性の心を壊してしまいます。

ＤＶが問題視されるようになった一九七〇年代から、被虐待妻症候群（battered wife syndrome）という言葉が使われるようになりました。絶えず暴力を受けている女性は心が壊され、うつ状態となり、すべてに自信を失い、生きるエネルギーを失い元気がなくなってしまうという共通の症状を示しているからです。

アルコール依存症の夫を持つ妻のなかにうつ病を持っている人が多いことも、調査からわかってきました。アルコールによるＤＶは長い年月のあいだに繰り返されますから、妻たちのうつ病も慢性化することが多いのです。

【事例】突然死したＤＶ被害者の妻

この問題に関して、私には苦い思い出があります。

アルコール依存症の夫を持つ四八歳の女性でした。彼女は、眠れないこと、無気力で何もやる気がしないこと、悲観的になって心配ばかりしてしまうこと、などを訴えていました。私は、初めは更年期によるうつ病と考え、「そのうち必ずよくなりますから」と話をして、治療を始めました。しかし、六か月経っても症状には何の改善もみられず、彼女は同じ訴えを繰り返します。

私は不安になりました。なぜなら、うつ病は八〇％の人が六か月以内によくなるからです。あらゆるうつ病の薬を使ってみましたが、効果はまったくありませんでした。

あるとき彼女は、顔にあざを作ってやって来ました。理由を聞けば、夫に殴られたとの返事です。夫についての話を聞くと、彼女が絶えず夫から暴力を受けており、その暴力は夫が飲酒したときに振るわれることがわかりました。

そこで、彼女の夫に病院に来てもらい、夫の言い分も聞き、アルコール問題への対処について話し合いたいと頼みましたが、夫が私の前に現れることはありませんでした。

そうして解決不能の状態が続き、治療も行きづまり、彼女の診察がつらくなっていたとき、警察から電話が入りました。彼女が自宅で死亡して発見された、死因を突きとめるために病名と処方を教えてほしいとのことでした。警察によれば突然死のようです。私は彼女がＤＶに悩まされていたことなどを伝えました。

絶えず暴力にさらされている人には突然死が珍しくありませんが、その理由はよくわかっ

図4　胎児性アルコール症候群 (FAS) の子どもの顔の特徴

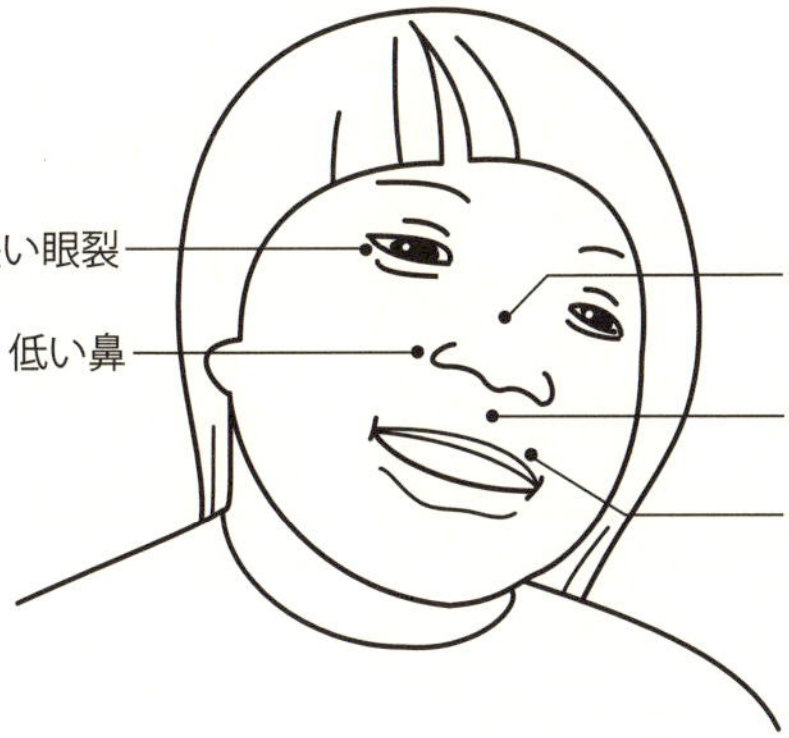

ていません。

2. 胎児性アルコール症候群（ＦＡＳ）

胎児性アルコール症候群（ＦＡＳ：fetal alcohol syndrom）は、妊娠中の飲酒によって胎児に発生する障害を言います。

母親が妊娠中に大量飲酒をすると死産児が増えたり、障害児が増えたりするという事実は、産業革命の時代にジンという安い蒸留酒が発明され、大量に出回って、都市の貧困層に広がったときから知られていました。妊娠中の飲酒が及ぼす子どもの障害には共通した一定の傾向があることから、一九七四年にＦＡＳと命名されました。

ＦＡＳは、生まれたときの成長障害、特

有の顔面の小奇形、知的な遅れを中心とする中枢神経系の障害、という特徴を持っています（図4）。

●ＦＡＳの現状

ＦＡＳはアラスカのイヌイット、南アフリカのワイン地帯、ロシアなどのアルコール依存症の多発地域に多くみられますが、日本では従来女性の飲酒が少なかったので発生率は低いとされてきました。アメリカでは出生千人につき一人の出現率とされており、ＦＡＳの予防は重要な健康課題と考えられています。

こんにち、日本では女性に飲酒が拡大し、若い女性があたりまえのように飲酒する時代になっているため、若い女性のアルコール依存症も増えています。若い女性が盛大に飲んでいるのを見ると、たとえ妊娠しても酒をやめられないのではないかと心配になってきます。実際、妊娠中も飲酒している女性はかなりの割合に上っています。

二〇〇二年に保健福祉事務所に乳児検診で訪れた約一〇〇人の母親を対象とした調査では、妊娠前の飲酒状態では、週に一回以上の飲酒者が約四〇％存在し、妊娠中に飲酒をしたことがあると答えた母親は約半数も存在していることが明らかになっています。

表4　FASに関連した様々な障害と症状

出生前，出生後の成長障害
低い知能
小頭症，狭眼裂，人中不鮮明などの奇形
脳梁欠損，小脳形成不全，海馬形成不全などの脳の粗大構造異常
グリア細胞形成不全，ミエリン細胞形成不全などの微細脳構造異常
認知障害，とくに working memory の障害
ADHD（注意欠陥多動性障害）
情緒障害や気分障害
アルコール・薬物乱用

●ＦＡＳの症状

マウスやラットを使った動物実験では、妊娠中のいろいろな時期にアルコールを飲ませると、妊娠の時期に応じた障害が子どもに現れてくるという結果が出ています。妊娠初期だと様々な奇形、妊娠中期には脳のニューロンの発達異常、妊娠後期では成長障害とシナプスの異常、というようにです。そして、胎児期のアルコールの影響としては、中枢神経系のダメージがもっとも深刻であるということでした。

人におけるＦＡＳでは、長期的に見れば体の小さいことや顔の奇形は目立たなくなりますが、成長するにつれて、中枢神経系の問題が出てくることが明らかになっています。それらは、落ち着きがないこと、注意が集中できないこと、睡眠障害、情緒障害、うつ状態、アルコール乱用、パーソナリティ障害、といった形で現れてきます。これらの中枢神経系の症状は成長につれて安定することが少なく、形を変えて続いていくという特徴もあります。表4に、FASに関する症状を列挙しました。

●FASの深刻さ

私は最近になって、FASの問題の深刻さに気がつきました。それは、次にあげる二つの事実からでした。

一つは、久里浜病院で治療しているアルコール依存症の若い女性から生まれた子どもに、FASが何人か含まれていることを発見したことでした。彼女らは妊娠に気づかず、大量飲酒を続けていたため、障害を持った子どもたちが生まれていたのでした。

もう一つは、一五年ものあいだアルコール依存症の治療がうまくいかず、本人もつらく主治医である私も情けない思いをしてきた女性が、じつはFASであったのを発見したことでした。その女性を通じて、FASという障害の大変さを実感したからです。

【事例】行動障害の原因がFASにあった女性

夏美さん（仮名）が私の外来にやって来たのは、二〇歳のときでした。少し知恵遅れがある彼女は友だちからのいじめにあい、錯乱状態になっていました。すぐに入院させて治療を始めると、錯乱状態は短い期間でおさまり、人なつこい普通の女の子に戻りました。

夏美さんは二四五〇gの低体重で生まれ、数日間は保育器に入れられ、幼児期には痙攣発作をたびたび起こしていたそうです。中学時代は家出が多く、高校には行かずにアルバイトを転々として生活してきたと言います。

夏美さんの入院中、母親は一度も面会に現れませんでした。彼女の話から、母親がアルコール依存症らしいことがわかりました。夏美さんが中学生のころ、母親は交通事故に遭い、それからひどく酒を飲むようになったということです。

夏美さんの退院後は、リハビリテーションのため、病院のデイケア治療に通ってもらうことにしました。しかし、そこからが大変でした。デイケアのスタッフが、夏美さんのまとまりのない非常識な行動に振り回されることになったのです。

一言で表現すると、行動のコントロール喪失でした。まずは対人関係のコントロールができません。デイケアのメンバーと親しくなると、その人にずっとついてまわり、夜でもその人の家に上がり込んだりするのでした。周りが注意すると謝るのですが、行動の修正ができないままでした。

電話中毒もあり、電話代がひと月に何万円にもなったことがあると聞きました。一つのことが気になると、電話で同じことを何回も聞いたり、また友だちにも絶え間なく電話をかけ、相手から「絶交」と言われてもかけ続けたりするのでした。非常識なことをしているとわかっているのにやめられない、と夏美さんは言います。

それでも、夏美さんは家庭を持つことができました。夫は彼女の人なつこさに惹《ひ》かれたということでした。しかし、ご主人の話では、夏美さんには学習障害があり、料理が覚えられないのだそうです。ご飯を炊く、味噌汁を作る、カレーを作る、という同じ手順でやればできることでも必ず間違えるのだそうです。しかし、まったく料理ができないのではなく、近くについていて声をかけてやればスムーズにできると言います。

夏美さんはその他に、躁《そう》状態やうつ状態があったり不安が強かったりしたので、主治医である私は病名を何にするかを決めるのにずっと迷いがあり、また様々な精神科の薬を使っても全然効果が現れないので困り果てていました。

そうした混迷のなか、もしやと思って夏美さんの父親に聞いたところ、やはり母親は妊娠中ずっと酒を飲んでいたそうです。そして、いまだに母親は酒を飲んでいるのでした。

夏美さんはたしかにＦＡＳでした。母親が妊娠中に大量の飲酒をしており、生まれたときの体重が軽く、軽い知的な遅れを伴う様々な中枢神経の症状をもち、よく見ると顔に小さな奇形がありました。夏美さんがＦＡＳとわかってから、彼女の様々な行動障害も説明できるようになりました。

ＦＡＳは、日本ではまだ十分に認識されていません。ＦＡＳについての研究もまだ進んでいません。ハンディキャップを抱えて生まれてきたＦＡＳの子どもに対する治療と教育の方法も開発されておらず、夏美さんに対してもいまだに有効な治療ができていません。

しかし、私は夏美さんからＦＡＳの怖さ、妊娠中の飲酒の怖さを教わったように思います。妊娠中の少量の飲酒でも子どもの脳の働きに悪影響が出るという報告もあり、妊娠中のアルコールには「安全量」という考え方はできないと言われています。

最近、酒類の容器に小さいながらも「妊娠中や授乳期の飲酒は胎児・乳児の発育に悪影響を与えるおそれがあります」と印刷されるようになったのは一つの進歩と言えるでしょう。

先ほど妊娠中に飲酒をしている女性は多いと書きましたが、彼女たちの多くは「妊娠がわかってお酒をやめた」と答えていました。しかし妊娠がわかるのは早くて妊娠二か月、遅くて妊娠三か月に入ってからで、すでに胎児の器官形成が始まっていますから、妊娠がわかってからお酒をやめても、胎児はアルコールにさらされているわけです。また、胎児に対するアルコールの毒性は妊娠初期だけに限らず、妊娠中期や後期になっても影響を与えます。先ほど紹介した二〇〇二年の調査では、妊娠四か月以降ではまた飲酒してしまう女性が多い、とも報告されています。

3. アルコールによる社会的損失——労働力と医療費——

アルコールに起因する社会的損失のうち最大のものは、飲酒が原因の病気によって引き起こされる労働力の損失と、医療費です。

労働力の損失に関しては、先ほど紹介したようにわが国のアルコール依存症における推計値が報告されています。それによると、日本人成人男女の八二万人、アルコール依存症の疑いが濃い人までをも含めるとじつに四三二万人が、酒によってその労働力に何らかのマイナスがもたらされていると考えられています。この数は、成人男性の七・一%、成人女性の一・二%にあたります。すなわち、男性は一四人に一人、女性は八三人に一人です。

そう言われると、周囲の大人のなかに、アルコールが原因で仕事に支障が出ている人が思い出されるのではないでしょうか。これが、アルコールによる労働力の損失ということなのです。

さらにアルコールに関する何らかの問題を持っている人は、肝硬変などの様々なアルコール関連疾患を持っていますから、医療費もかさむことになります。実際に、久里浜アルコール症センターに入院する人の多くは、初期には体を壊して入退院を繰り返し、五回以上内科に入院したところで、ドクターに「酒がやめられないから久里浜に行け」と言われて紹介状を携えてやって来る人たちなのです。

アルコール問題に対する社会的費用について、少し古いデータですが、一九八七年に公衆衛生学者が概算した数字があります。それによると、直接費用としては、アルコールに関連した疾患に対する医療費として一兆一千億円と計算されています。同時に、間接費用として、病気による生産性の低下による損失は四兆四千億円、死亡による損失は九千億円、その他の損失を含めて一年間に六兆六千億円に上るとされています。アルコールによる社会的費用は莫大な数字なのです。

4. 飲酒運転の脅威

二〇〇五（平成一七）年の統計をみると、飲酒運転が原因とされた交通事故は四七一件起きています。そのうち死亡事故は一三五件。テレビや新聞で取り上げられる事例は、そのごくわずかです。

これでも二〇〇一年に始まった飲酒運転の厳罰化の前に比べれば激減した数値なのです。しかし、酒に関する違反事故は酒酔いが一六七五件、酒気帯びに至っては一三万九一九八件も起こっています。これはゆゆしき事態であると考えられるでしょう。

「自分はビール一杯なら大丈夫」と考えていたら、それは大きな誤りです。もとより、酒を大量に飲んで運転するなどは言語道断です。

ここで、なぜ飲酒運転がダメなのか、飲酒運転が事故につながるメカニズムを科学的に理解しておきましょう。

すでに学んだように、アルコールは大脳新皮質の働きを麻痺させる作用を持っています。そのため、酒を飲むと動体視力は低下し、反射神経は鈍くなります。動体視力が低下すればスピード感や距離感を正確にとらえられなくなり、反射神経が低下すればブレーキ操作をはじめとする危険回避行動が遅れます。すなわち、動体視力の低下によって危険察知が遅れた上に、とっさに事故を避ける動作も遅れるわけです。

飲酒運転は、このように事故を起こしやすくするだけではなく、事故の結果である災害の度合いも大きくします。特にバイク事故などでは、転倒時にとっさの回避動作がとれず、頭を強く打って生命に関わったりします。

さらには、酒は運転者の気を大きくさせ、運転者は赤信号やスピード制限を承知で無視することさえあります。

「このくらいなら飲んで運転しても大丈夫」と思う人はあまりに無知であり、飲んだ後に

「自分は大丈夫」と思ったとしたら、それはすでに正常な判断が鈍った証拠なのです。

●〈コラム〉厳しくなった飲酒運転の罰

最近まで日本の法律は飲酒運転に甘く、飲酒運転で幼い子どもをひき殺しても、業務上過失致死罪で、せいぜい三年の刑期で済まされてきました。

一九九九年に、東名高速の用賀料金所に並んでいた車の列に、飲酒運転の大型トラックがノーブレーキで突っ込み、後部座席に乗っていた幼い姉妹が死亡するという痛ましい事故が起きました。この両親が、飲酒運転をなくしてほしい、そのために飲酒運転の罰を重くしてほしいと運動を起こし、議会を動かして、危険運転致死傷罪が新設され、殺人罪と同じ五年以上の懲役刑となりました。

さらに二〇〇二年には、改正道路交通法が施行され、「飲酒運転」や「酒気帯び運転」の基準となる呼気中のアルコール濃度が引き下げられ、罰金が重くなり、免許停止・取り消しなどの行政処分も厳しくなるなど、飲酒運転の厳罰化が進みました。

しかし、厳罰化の抑止力にも翳《かげ》りがみえ、飲酒運転による事故件数は下げ止まり、二〇〇六年には福岡で飲酒運転の車に追突された車が海に転落して、幼い三人の子どもが亡くなるという悲惨な事故も起きています。

第七章

子どもの飲酒実態

1. 未成年者飲酒問題全国調査結果から

いまの子どもたちは、われわれ大人の想像以上に酒を飲んでいます。その実態を報告します。

私は、一九九六年から三回にわたり、国立保健医療科学院（旧国立公衆衛生院）の専門家と、未成年者飲酒問題全国調査を行いました。三回の調査は、無作為に選んだ学校に依頼するもので、おおむね中学生五万人、高校生七万人を対象としています。

生徒は無記名で質問に答え、回答を封筒に入れて封をします。それを担任の先生に回収してもらい、開封は研究者が行う、というプライバシーを守る調査方法を採りました。

ここでは、十分な分析ができている一九九六年と二〇〇〇年の調査結果を中心に紹介します。

●飲酒頻度

表5は、二〇〇〇年調査における中学生・高校生の飲酒頻度です。

中学生では、「飲まない」と回答した生徒が五〇%以上います。「年に一～二回飲む」と回答している生徒が約三〇％ですが、このほとんどは正月や冠婚葬祭のときに大人からすすめられて口にしたというのが実態でしょうから、許容範囲と言ってよいでしょう。中学生でも「月に一〜二回飲む」生徒は男女ともに一〇％以上いて、週に一回以上飲酒している（「週に一回」＋「週に二回以上」）生徒は男子で六％、女子で四％いました。

高校生になると、「飲まない」と回答した生徒は三〇％ほどに減少し、「年に一〜二回飲む」と回答した割合は中学生と同じレベルですが、「月に一〜二回飲む」と回答した生徒は男女ともに二五％を超え、週に一回以上飲んでいる生徒は男子で一五％、女子で八％に増加しています。

この表から、月に一回以上飲酒している（「月に一〜二回」＋「週に一回」＋「週に二回以上」）生徒は、中学生男子で一九％、女子で一五％、高校生男子で四四％、女子で三五％にも上っていることがわかります。高校生では、あたりまえのように飲酒している姿が想像できます。

これを学年でみると、中学一年生から高校三年生まで、連続的に、学年が上がるごとに飲酒経験者と飲酒頻度が増加していることがわかります。

●飲酒量

表6は、中学生と高校生の一回あたりの飲酒量です。「『コップ』とはビールと考えたとき」という注がついています。

中学生はまだ飲む量も少ないのですが、高校生になると、コップに三杯以上飲んでいる生徒は男子で三四%、女子で二四%も存在していました。コップ三杯のビールとは、合計すると中ビン一本（五〇〇mℓ）くらいで、純アルコール量では約二五mℓ（二〇g）となります。

これは、厚生労働省が目標としている「節度ある適度な飲酒」の具体的内容が、一日平均の数値で「純アルコールで約二〇g程度」ですから（一六六、一六七ページ参照）、「子どもでも少しなら許される」という量ではありません。

以上を、先に述べた「耐性上昇」という視点から見ると、子どもたちは中学生期から少しずつ飲み始めて酒を練習し、依存性薬物の特徴である「耐性上昇」という原理のもと、だんだん飲む量も機会も増えていっているというように理解できます。

●飲酒場面

表7は、中学生・高校生の飲酒場面についてまとめたものです。

中学生も高校生も、「冠婚葬祭のとき」とか「家族と食事のとき」という回答が最も多い

表5　中学生・高校生の飲酒頻度（2000年全国調査，%）

	中学生		高校生	
	男子	女子	男子	女子
飲まない	52.4	56.7	31.6	34.7
年に1～2回飲む	29.0	28.3	24.4	30.8
月に1～2回飲む	12.6	10.8	29.6	26.8
週に1回飲む	3.3	2.3	7.9	4.7
週に2回以上飲む	2.7	1.9	6.4	3.0

表6　中学生・高校生にみる1回あたりの飲酒量（2000年全国調査，%）

	中学生		高校生	
	男子	女子	男子	女子
飲まない	42.3	44.5	21.6	22.3
コップに1杯以下飲む	45.3	45.7	30.1	40.9
コップに2杯飲む	5.9	4.7	13.0	12.5
コップに3～6杯飲む	4.1	3.5	19.7	16.4
コップに6杯以上飲む	2.4	1.6	15.6	7.9

注）「コップ」とはビールを考えたとき

表7　中学生・高校生にみる飲酒場面（2000年全国調査，複数回答，%）

	中学生		高校生	
	男子	女子	男子	女子
冠婚葬祭のとき	46.7	46.5	57.7	56.2
家族と食事の時	33.8	37.3	44.6	48.9
コンパ・打ち上げ・クラス会	4.5	3.3	32.9	28.6
居酒屋・カラオケBOX	4.7	4.8	29.4	26.7
誰かの部屋で仲間と一緒に	9.1	8.7	45.6	39.2
一人で	8.5	6.1	27.0	15.6

わけですが、それ以外の「コンパ・打ち上げ・クラス会」「居酒屋・カラオケＢＯＸ」「誰かの部屋で仲間と一緒に」「一人で」などという回答をする生徒は、中学生でも少数ですが存在し、高校生では三〇％前後も存在しました。

中学時代には家族と飲んで飲酒の練習を重ね、高校時代になると一挙に飲酒機会が広がって、自分の意志で自由に飲むようになる、というのが現代日本の子どもの飲酒実態のようです。

●酒の入手方法

表８には、中学生・高校生における酒の入手方法について示しました。回答者は飲酒経験者のみで、複数回答です。

中学生においては「家にあるお酒を飲む（親からもらう）」という回答が圧倒的に多いのですが、「コンビニ・スーパーで買う」という回答が一五％前後あるということが気になります。「コンビニ・スーパーで買う」が、「自動販売機で買う」より多くなっていることに注目してください。子どもが酒を買う主な方法は、自動販売機からコンビニやスーパーに変化してきているのです。

現在、業界の自主規制で酒類自動販売機の撤去が進められていますが、それで満足していては不十分ということがわかります。コンビニでも年齢確認をする旨の放送が流れていますが、許されないことをしているという自覚が乏しく、他人の目を気にしない若者に、どこまで実効があるのか不安です。

高校生においては、「家にあるお酒を飲む」という回答とほぼ同じ半数以上が、「コンビニ・スーパーで買う」と回答しています。また二五%前後の高校生は、「居酒屋・カラオケBOX」と回答しています。この表からも、高校生は他人の目を気にすることなく勝手放題に飲酒をしているという姿が見えてきます。

●酒の種類

表9は、中学生・高校生のよく飲む酒の種類についての質問と回答です。回答は、飲酒経験者のみで、複数回答です。

中学生も高校生も一番よく飲むのは、男子では「ビール」で、女子では「果実味の甘いお酒」です。果物味の甘い酒のアルコール度数は、ほとんどが三%程度です。ビールのアルコール度数が約五%ですから、それよりもアルコール濃度の低いお酒です。サワーといった、口あたりのよい清涼飲料水のような焼酎は、女子だけでなく男子にも好まれています。子どもたちはウイスキーや日本酒などの強い酒は好まないようです。

アルコールの度数の低い甘いお酒でも五〇〇㎖飲めば、アルコール一二gが体内に入ることになります。この量は、子どもでは飲酒習慣の形成と耐性上昇につながる量と言えます。

●酒にまつわる失敗経験

表10は、酒を飲んで失敗した経験についての質問と回答です。

中学生においてすでに酒で失敗した経験を持っている子どもが存在していることに、驚かされます。「酔って吐いた」とか「酔って記憶がなくなった」と回答している中学生は五％前後存在し、しかもその割合は「親に叱られた」という回答よりも高いことが気になります。吐くほど飲む子を叱っていない親がいるというわけです。

高校生になると「酔って吐いた」者は男子で二五％、女子で一四％存在し、「酔って記憶がなくなった」者は男子で一五％、女子で一三％存在しました。

私は、リスクの高い飲酒をしている子どもに注目していますが、「酔って吐いた」経験と、「酔って記憶がなくなった」経験はまさにリスクの高い飲酒の代表と言えるでしょう。

表８　中学生・高校生にみるお酒の入手方法
（2000年全国調査，複数回答，飲酒経験者のみ，％）

	中学生		高校生	
	男子	女子	男子	女子
家にあるお酒を飲む	70.0	73.4	54.5	58.9
友達・知人からもらう	9.0	9.4	19.8	17.0
コンビニ・スーパーで買う	14.5	17.0	56.4	51.9
酒屋で買う	6.5	5.9	25.1	16.4
自動販売機で買う	8.3	5.8	22.1	11.2
居酒屋・カラオケBOX	5.4	6.6	26.9	27.2
その他	14.1	11.1	6.0	5.3

表９　中学生・高校生にみるよく飲むお酒の種類
（2000年全国調査，飲酒経験者のみ，複数回答，％）

	中学生		高校生	
	男子	女子	男子	女子
ビール	52.8	37.6	62.4	36.1
日本酒	19.8	12.8	21.2	10.9
ワイン	28.7	29.0	23.0	22.2
焼酎・サワー	23.3	25.4	38.5	38.8
果実味の甘いお酒	49.0	66.8	54.9	77.1
ウイスキーなどの強いお酒	6.1	4.1	10.7	4.1

表10　中学生・高校生にみるお酒を飲んで失敗した経験（2000年全国調査，％）

	中学生		高校生	
	男子	女子	男子	女子
酔って吐いた	5.9	3.8	24.9	14.1
酔ってケンカした	1.3	0.6	3.4	1.0
酔って記憶がなくなった	5.9	5.1	14.8	12.7
警察に捕まった	0.6	0.2	1.6	0.5
親に叱られた	4.9	3.4	6.3	4.4

表11　中学生・高校生にみる未成年者飲酒禁止法への意見（2000年全国調査，％）

	中学生		高校生	
	男子	女子	男子	女子
未成年者の飲酒禁止は当然	38.3	36.5	18.3	19.1
飲酒禁止は仕方がないと思う	32.2	35.7	37.4	44.5
未成年者の飲酒禁止はおかしい	7.2	6.7	7.0	5.3
法律は必要なく個人の自由	22.3	21.1	37.3	31.1

●未成年者飲酒禁止法に対する意見

表11には、未成年者飲酒禁止法に対する中学生・高校生の意見をまとめました。「未成年者の飲酒禁止は当然」という意見は中学生で四〇%足らずで、高校生に至っては二〇%以下と少なく、逆に「未成年者の飲酒禁止はおかしい」と「法律は必要なく個人の自由」とを合わせると、中学生で約三〇%、高校生では約四〇%にもなりました。

この表は、子どもたちが飲酒することがいけないことだと考えておらず、あたりまえのように飲酒している時代の雰囲気を映していると思います。

2. ハイリスクな「問題飲酒群」

なかには、飲酒頻度も飲酒量も多いというハイリスクな飲酒をしている子どもも存在しています。私は、そのグループを「問題飲酒群」と呼び、未成年者の飲酒問題のなかで注目しています。

問題飲酒群の子どもは、現在もアルコールの害にさらされているという問題は言うまでもありませんが、それだけでなく将来的にも肝硬変やアルコール依存症など、重大なアルコールの害が予測されるからです。

		飲酒量			
		0点 飲まない・1杯以下	1点 2杯	2点 3〜6杯	3点 6杯以上
飲酒頻度	0点 飲まない・年に1〜2回				
	1点 月に1〜2回				
	2点 週に1回				
	3点 週に2回以上				

□ QFスケール0点：正常群
▒ QFスケール1-3点：飲酒群
▨ QFスケール4-6点：問題飲酒群

注）飲酒量はビールの場合。

図5　QFスケール

そこで私は、子どもの飲酒実態から、問題飲酒群を抽出する簡単なスクリーニングテストを考案しました。飲酒量と飲酒頻度をサブスケールとして、その合計点で評価するもので、これをQFスケール（Quantity-Frequency Scale)と名づけました（図5）。

QFスケールでは、飲酒頻度を「飲まない」の〇点から「週に二回以上」の三点までの四段階、一回あたりの飲酒量（ビールの場合と注釈）も「飲まない・一杯以下」の〇点から「六杯以上」の三点までの四段階として、該当部分の点を合計します。よって、合計点は〇〜六点の範囲となります。

すなわち、〇点の者は飲まないか、飲んでも年に一〜二回の少量の飲酒であり、未成年者飲酒禁止法の許容範囲にある「正常群」とします。

一〜三点の者は、時々飲んでいるが飲酒量は少なくリスクは低い飲酒と評価して「飲酒群」とします。四〜六点の者は、飲酒頻度も飲酒量もともに多く、リスクの高い飲酒をしていると評価して「問題飲酒群」とします。

●中・高校生における「問題飲酒群」の割合

表12は、二〇〇〇年の全国調査から、中学生・高校生の飲酒状態をQFスケールで評価したものです。中学生では七五％以上が「正常群」であり、「問題飲酒群」は男子四・二％、女子三・二％にすぎません。ところが高校生になると、「正常群」は男子で四一・六％、女子で五一・八％と減少し、「飲酒群」が増加し、「問題飲酒群」に至っては男子で一八・五％、女子で九・四％に増加していました。

●「問題飲酒群」の飲酒場面

「問題飲酒群」の中・高校生について、さらに検討を進めていきましょう。これから示すのは、一九九六年に行われた全国調査のデータを分析した結果です。

ＱＦスケールから抽出される「問題飲酒群」は、たんに飲酒頻度が多く飲酒量も多い子どもにすぎません。しかし彼らの飲酒行動を分析してみると、「問題飲酒群」の子どもたちが、

表12　QFスケールでみた中学生・高校生の飲酒状態の評価
（2000年全国調査，％）

	中学生		高校生	
	男子	女子	男子	女子
正常群	75.3	79.9	41.6	51.8
飲酒群	20.5	16.9	39.9	38.8
問題飲酒群	4.2	3.2	18.5	9.4

表13　中学生・高校生の問題飲酒群にみる飲酒場面（1996年全国調査，％）

	中学生		高校生	
	問題飲酒群	高校生全体	問題飲酒群	高校生全体
冠婚葬祭のとき	65.9	55.4	71.2	60.2
家族と食事の時	69.1	38.9	64.7	45.1
コンパ･打ち上げ･クラス会	27.2	4.6	66.0	31.4
居酒屋･カラオケBOX	41.2	5.6	74.9	30.4
誰かの部屋で仲間と一緒に	59.6	10.3	86.0	44.2
一人で	56.2	8.6	58.2	22.6

表14　中学生・高校生の問題飲酒群にみるよく飲むお酒の種類
（1996年全国調査，％）

	中学生		高校生	
	問題飲酒群	高校生全体	問題飲酒群	高校生全体
ビール	77.9	52.6	85.5	60.0
日本酒	37.5	21.6	33.8	18.6
ワイン	39.0	22.7	24.3	19.4
焼酎・サワー	37.4	16.0	45.3	25.7
果実味の甘いお酒	53.4	60.5	46.5	62.7
ウイスキーなどの強いお酒	42.1	8.9	35.9	12.7

現在だけでなく将来にわたるリスクの高い飲酒をしていることが浮かび上がってきました。

表13は、「問題飲酒群」の中・高校生の飲酒場面を、調査対象全体のそれと比較したものです。ここから、「問題飲酒群」の子どもが、一般の子どもとは非常に異なった驚くべき飲酒行動をしている実態がわかりました。

中学生においてさえ、半数以上が居酒屋やカラオケＢＯＸで飲み、誰かの部屋で仲間と飲み、また一人で飲んでいます。高校生に至っては、約七五％が居酒屋やカラオケＢＯＸで飲み、八六％が誰かの部屋で仲間と飲み、約五八％が一人で飲んでいたのです。

●「問題飲酒群」の酒の種類

表14は、「問題飲酒群」の中・高校生が飲む酒の種類について、全体と比較してみたものです。「どんなお酒を飲みますか」という質問に対する複数回答です。

これによると、「問題飲酒群」の子どもたちの三〇％以上が、日本酒、ウイスキー、ブランデーなどの強い酒を飲んでいることがわかります。強いお酒を多く飲んでいるということは、それだけ耐性上昇が形成されているということを示しており、またアルコールの害にもさらされていることを示しています。

表15　中学生・高校生の問題飲酒群にみるお酒を飲んで失敗した経験

（1996年全国調査，％）

	中学生		高校生	
	問題飲酒群	高校生全体	問題飲酒群	高校生全体
酔って吐いた	26.6	5.3	51.3	18.4
酔ってケンカした	14.8	1.5	11.6	2.7
酔って記憶がなくなった	31.0	5.7	39.8	14.3
警察に捕まった	9.9	0.8	4.6	1.1
親に叱られた	10.5	5.2	9.7	6.0

●「問題飲酒群」の酒にまつわる失敗

表15は、飲酒にまつわる失敗経験を、「問題飲酒群」と全体とで比較したものです。

では、「問題飲酒群」の失敗経験をみていきましょう。「酔って吐いた経験」は、中学生で約二七％、高校生で約五一％に及び、「酔って記憶をなくした経験」は、中学生で約三一％、高校生で約四〇％にも及んでいました。

これらの体験は、問題飲酒群の子どもたちが、現在において急性アルコール中毒の危険にさらされているだけでなく、将来におけるアルコール依存症に陥るリスクをも示しています。「酔って吐いた経験」や「酔って記憶をなくした経験」などは、脳がほろ酔い以上の酩酊、あるいは泥酔状態くらいまでの高いアルコール濃度にさらされ、急性アルコール中毒寸前の状態であったことを示していますし、特に「酔って記憶をなくした経験」が繰り返されることがアルコール依存症への道につながるのです。

3. 子どもの飲酒に寛容すぎる親

ここで取り上げるのは、「日本の親は子どもの飲酒を促進しており、しかもそうした自覚がない」という問題です。

再び表10をみてください。中・高校生は「酔って吐いた」や「酔って記憶がなくなった」経験に比べ、「親に叱られた」経験が驚くほど低いことがわかります。中・高校生はこれほど飲んでいるのに、親に叱られたことが少ないのです。

その一方で、親は子どもに飲酒をすすめています。全国調査によると、中学生で親から酒をすすめられた経験を持つ生徒は約二六%、高校生では約三七%存在していました。実際に子どもたちの話を聞いても、親と一緒にビールを飲む高校生はかなりの割合に上ります。

私が、久里浜アルコール症センターに見学に来るPTAの母親たちに、「高校生の子どもさんと一緒にお酒を飲む人はいますか」と質問すると、一〇人のうち二～三人の母親が手をあげます。しかし、酒に起因する病気を治療する病院に学びに来ているという遠慮があるで

表16　子どもの飲酒に対する親の評価
（ある高校での親子調査，％）

	子どもの回答（N=925）	親の回答（N=778）
飲まない	29.1	65.3
年に１～２回飲む	41.5	27.7
月に１～２回飲む	22.8	5.8
週に１回以上飲む	6.6	1.1

しょうから、実際はもっと多いと私は思っています。そこで母親たちには、酒は少しずつでも飲んでいれば耐性上昇という原理によって次第に強くなり、酔う快感も覚え、しまいには大量に飲んで酔いを求めるようになることを、必ず話すようにしています。

ところが、親たちは自分の子どもの飲酒実態をきちんと把握していませんでした。自分の子どもは飲酒をしていないと思っているのです。

私は、県内の公立高校のＰＴＡから頼まれ、生徒の保護者に対して子どもの飲酒の危険性について講演したことがあります。この高校のお母さん方は熱心に取り組んでくださり、生徒の飲酒状況と親の認識についての調査も行うことができました。

結果は驚くべき内容でした。表16は、飲酒頻度についてで子どもの回答と親の認識ですが、「飲まない」と回答した高校生は二九・一％にすぎないのに、親の六五・三％がうちの子は酒を飲んでいないという認識でした。「月に一〜二回飲む」と回答した高校生は二二・八％もいたのに、そのように認識している親はわずか五・八％にすぎませんでした。また、「週に一回以上飲む」と答えた生徒は六・六％いるのに、そのように認識している親はわずか一・一％だけでした。

この高校の生徒はおとなしく、彼らの飲酒実態は全国平均の約半分と思えるほどですが、そのような高校においても、親子のずれはこれほど大きいことに驚かされます。

第八章

アルコール乱用の子どもたち

1. アルコール乱用とは

前章では、子どもたちの飲酒実態をもとに「問題飲酒群」の子どもたちの飲酒行動面における特徴をみてきました。ここでは、「問題飲酒」から「アルコール乱用」に至った子どもたちの類型とそれぞれのケースについてみていきます。子どもの飲酒のうち、離脱症状はないけれど、依存症に近い飲み方を「アルコール乱用」と表現します。

未成年者のアルコール乱用には、大きく三つのタイプがあると考えられています。一つは、無気力状態や不登校やひきこもりから飲酒を始め、急速にアルコール乱用になるタイプ。二つめは、薬物乱用とともにアルコールを乱用するタイプ。三つめは、摂食障害からアルコール乱用が始まるタイプです。

以下にそれぞれのタイプの特徴と事例をあげていきます。

2. 不登校やひきこもりから飲酒を始めるタイプ

第一のタイプは、無気力状態や不登校やひきこもり状態で飲酒を始める子どもですが、共通項は無気力状態です。リストカットをする子どもも一種の無気力状態です。さらに、序章で取り上げた進君のような対人緊張やパニック状態があるような、ノイローゼに近い精神状態の子も、似たような心理状態でアルコール乱用に至ることがあります。

【事例】部活ができないイライラで乱用が始まった女子高生

知り合いの養護の先生から診療を頼まれた高校一年生の有希さん（仮名）は、ぽっちゃりした可愛い女の子でした。

彼女は「自分のお酒の飲み方はおかしいので、どうしたらよいか相談したい」と言います。まだ幼い表情をした女の子が、「自分のお酒の飲み方がおかしい」と真顔で話すのは滑稽でもありましたが、話を聞いてみると、「最近友だちから、あんたと飲むと荒れて絡んできて嫌だから一緒に飲みたくない、と言われるので困っている」と悩んでいるのでした。

有希さんは、週二〜三回のアルバイトで稼いだお金を使って週一回は友だち数人で居酒屋に行き、飲むことを楽しんでいました。しかし、最近はイライラ解消のはけ口として「ガーッ」と飲んでしまい、酔っ払ってクダをまいたり怒り出したりして、最後は誰かが家まで送っていかなくてはならない状態になるため、友だちはうんざりしていたようです。有希さんは記憶がとんで、自分が何をしたのか覚えていませんでした。

ただ、彼女はイライラの理由を自身でわかっていました。中学時代にバレーボール部で活躍していた彼女は、バレーボールを続けたくてわざわざ現在の高校を選んだのに、運悪く彼女が入学した年に主要メンバーであった三年生が卒業し、部員不足のため休部になってしまったのでした。目標を失いしかたなく学校に通っているうちに、イライラがひどくなってきたとのことでした。

高校一年生が週に一回はブラックアウトする、というのは異常です。私は、これがアルコールが原因で起こる異常事態であることを理解させ、イライラを酒で紛らわそうとしても逆効果で、いっそうひどくなるだけだと説明しました。そして、まず一年間酒を我慢すれば今後変な飲み方もしなくなり、さらに酒をやめることができればイライラも消えていくことを話しました。

次に有希さんに会ったとき、彼女は酒を飲んでいないこと、そうしたら元気になってイライラが消えたこと、友だちも理解して支えてくれていること、などを元気に話してくれました。

【事例】バイト仲間と毎日飲むうちにアルコール乱用に陥った高校生

高校三年生の慎也君（仮名）が養護の先生に連れてこられたのは、ある年の一一月のことでした。遅刻が多く出席日数不足で卒業が危ぶまれる慎也君を心配した先生が、朝起きられないのはうつ病のためではないかと、精神科医の私に診せに来たのでした。

慎也君はどうしても朝起きられず、昼ごろになってやっと登校するという生活を続けていました。私は彼から、毎日の気分や生活の様子、朝起きられない理由について聞きました。

慎也君は毎日、学校が終わった後でピザを宅配するアルバイトをしていました。そして閉店後は、店の仲間や先輩と毎日居酒屋へ行き、午前二時すぎまで飲んでから家に帰って寝るということの繰り返しで、昼前になってやっと起きられるという生活でした。これでは、毎朝遅刻をせずに登校する生活など、できるはずがありません。

アルバイトでは月に八万円稼いでいましたが、バイクの維持費、洋服代、携帯料金に費やした残りは、全部飲み代に消えるそうです。慎也君も、こうした生活では遅刻せずに登校することができないことはよくわかっていましたが、楽しいいまの生活を捨てることもできないのでした。

私は彼に、この状態で精神科医にできることはないこと、生活を変えるつもりになったら相談に乗ることを話して帰しました。しかし、彼は二度と来ませんでした。

【事例】酔って風呂で朝まで眠っていた高校生

隆君（仮名）は高校三年生の九月、母親に連れられて私の外来にやって来ました。背の高いカッコいい若者で、カラーコンタクトを入れブルーの眼をしているのが印象的でした。

母親が語った受診の理由は、次のようなものでした。「今朝起きると風呂場の電気がついていて、隆が風呂から出た後消し忘れたのだと思い、風呂のドアを開けてびっくりしました。隆が浴槽につかったまま寝ていたのです。どこか頭がおかしくなったのかと思って連れてきました」と。

隆君自身は「きのう友だちと飲んで酔っ払い、何時に帰ったかわかりません。そのまま風呂に入って眠ってしまったのだと思います。記憶がとんで、はっきり覚えていません。最近は飲み始めると記憶がなくなるまで飲むことが多くて、自分でも怖くなっていたので、今日は母親と一緒に来ました」と話してくれました。

泥酔して風呂で眠っても溺れ死ななかったのは、風呂が狭かったことが幸いしたようでした。笑い話のようですが、母親はパニックになっていました。

じつは隆君の父親はアルコール依存症で、どうしても酒がやめられなかったため、母親は五年前に離婚し、いまは母子二人で生活しているのでした。母親にとって隆君のこの出来事

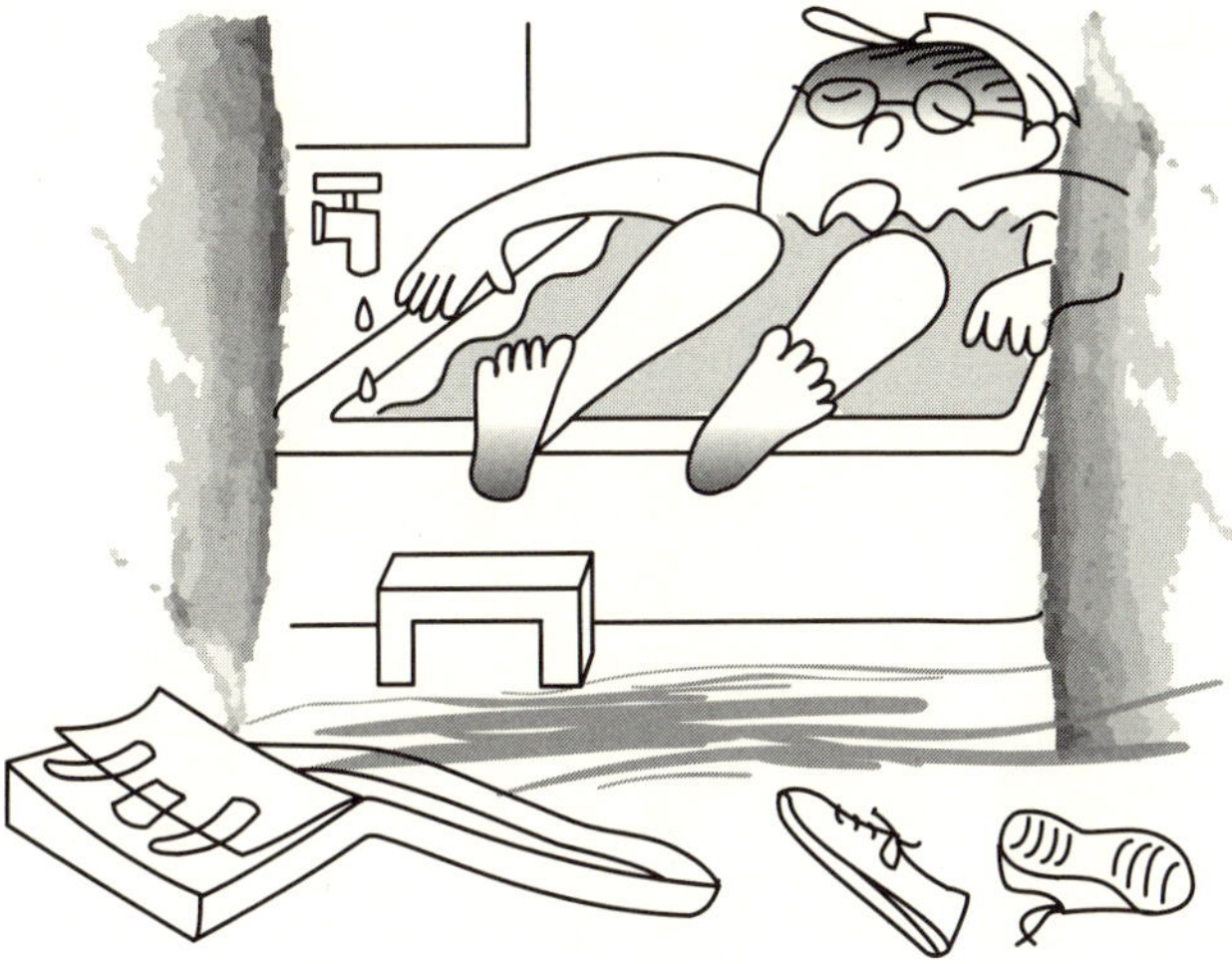

は、別れた父親と同じことを息子がしている、と強い恐怖を感じさせられるエピソードだったのです。
隆君にはその後三か月のあいだに、何回か通ってもらいました。私は彼に「問題ある飲み方になってしまったので、一年間は酒をやめた方がいい。そうすればまた酒に弱くなるから」と話しました。隆君は私の指示を守り、友だちから誘われても酒を飲みに行きませんでした。隆君は「問題飲酒群」の範囲であり、「アルコール乱用」と診断できるほどではありませんでした。受験も迫ってきたので、外来通院は終了としました。

3. 薬物乱用と同じようにアルコールを使用するタイプ

第二のタイプである、アルコールと薬物乱用が一緒になっているケースは、問題が深刻です。なぜなら、薬物乱用があると学校からはじき出されたり、自分からドロップアウトしたりすることが多いからです。

次にあげる事例も、そうした深刻さを伴うものでした。

【事例】 自暴自棄で自殺未遂を繰り返した高校生

伸哉君（仮名）は高校二年生のときに、救急車で病院に運ばれてきました。ウイスキーをがぶ飲みした後、自分の部屋の天井に吊るしたヒモで首を吊ろうとしましたが、ヒモが切れて体が床に叩きつけられ、そのときの大きな音で事態に気づいた家族が連れてきたのでした。

病院に着いたときも酔っていて、点滴をしながら私は彼の酔いが醒めるのを待ちました。少し酔いが醒めてくると、彼は「医者にはかかりたくない」と強く言い張ったので、そのまま帰ってもらうことにしました。

母親の話から、伸哉君は希望の高校に入れず、現在の高校にいやいや通っている状況であること、しばらく前に「千円貸せ」と一年生を恐喝したことが学校に知れて、現在は停学処分中であること、それ以来、毎日酒を飲むか、ガスパンをしていて、まともに話せない状態が続いていること、以前から、酒はときどき飲んでいて、ガスパンもやっていたようであること、がわかりました。しかし、母親も自殺未遂の理由はわからないとのことでした。「ガスパン」とはライターのガスを吸うことで、子どもたちが使う符丁です。ライターガスの主成分であるブタンガスは、シンナーやトルエンよりは弱いものの、多少の麻酔効果があります。百円ライターにもこの成分は含まれていますし、充填式ライターのためのガスボンベとしても売られています。手軽に手に入り、また違法でないことから、最近ティーンエイジャーのあいだでガスパンが流行しているのです。このライターガス依存症で病院に来る子もいます。

四日後、伸哉君は再び救急車で運ばれてきました。今度は、ガスパンをした後で首を吊ろうとしたところを母親が見つけ、救急車を呼んだのでした。二度目のことであり、家族も入院を希望するので、今回は彼を強制入院させて治療を始めました。伸哉君は入院後もしばらくはイライラが強い状態でしたが、何日かすると話ができるようになりました。

「高校が嫌で、その気晴らしでやったことで停学になり、何もかも嫌になってしまった。何よりも自分が嫌になってしまった。それで酒を飲むかガスパンをする。そのときだけがほっとするけれど、そうすると死にたくなってしまうので、首を吊《つ》ったり、飛び降りたりする」
彼はそう話しました。すべてが嫌になり絶望し、飲酒とガスパンに逃避していたのですが、そうすると自殺願望が出てきて、衝動的に自殺未遂に及んでしまうようでした。

飲酒したりガスパンをしたりすると自殺衝動が出てくるという彼の精神構造には驚きましたが、それよりもっと驚いたのは、仲哉君がつねにじっとしていられず、私が話していても立ったり座ったりして、しょっちゅう手や足をもぞもぞと動かしていることでした。小学生ならよく見かける症状ですが、高校生ではいかにも妙な感じでした。

いつもそうなのかと聞くと、彼はそうだと答え、この落ち着きなさのせいで自分は損をしていると言うのでした。入学試験でもケアレスミスが多すぎて、自分の実力が発揮できず、そのため志望校に合格できなかったのだそうです。母親に聞いても彼の言うとおりで、仲哉君は小さいときからいつも落ち着きがなく、規則が守れず、問題児扱いされてきたのでかわいそうだった、とのことでした。

私は彼と母親を前にして、「仲哉君はＡＤＨＤ（注意欠陥多動性障害）を持っている。高校に入学して壁にぶつかり、袋小路に入ったような状態にあるようだ。イライラしたり落ち込んだりする気分は、飲酒したりドラッグを使ったりすると少し落ち着いたような気になる。しかし、そのような一時的な解決はかえって絶望的な気分を大きくすることにしかならなかった。停学になるようなことをしてしまっていっそう自棄的になり、飲酒したりガスパンをしたりすると、自殺衝動が出てくるのだと思う」という話をしました。

仲哉君も母親もその説明に大きくうなずきました。私は様々な症状の根底にあるＡＤＨＤに対する薬を処方しました。その薬は効果があり、彼は落ち着きを取り戻して退院しました。

●ＡＤＨＤとアルコール乱用

ＡＤＨＤは、生まれつき生じる脳の器質的な疾患で、多動・衝動性と、不注意・注意集中困難とが組み合わさって現れます。小学校入学以前から症状がはっきりしてきますが、一部は小学校卒業のころにはまとまりがついて、症状が目立たなくなることもあります。しかし、思春期をすぎても症状が残り、いろいろな不適応症状が出現することもあります。

成長してもＡＤＨＤを持っている人には、アルコール乱用や薬物乱用が多いことも報告されています。

仲哉君の場合も、アルコールもドラッグも同じようなものとして乱用されています。これは、先に述べた問題飲酒群に薬物乱用が多いということと同じ理由です。すなわち子どもにとっては、嫌な気分を変えたり嫌なことを忘れさせてくれたりする物質である点で、アルコールもドラッグも同じなのです。

4. 摂食障害からアルコール乱用が始まるタイプ

第三のタイプである、摂食障害からアルコール乱用が始まったタイプとしては、序章で紹介した愛子さんがあげられます。摂食障害は、アルコール依存症になりやすいハイリスクの状態と言えます。また、複雑な家族問題を抱えているケースでは、回復に時間がかかることが少なくありません。これから紹介するケースも、家族問題がいろいろとあって、本人が何とかがんばった末に挫折してしまったというものです。

【事例】 まっとうな生活への模索もかなわず乱用に陥った女性

由美子さん（仮名）は、一八歳で飲酒が止まらなくなりました。家にひきこもって酔っ払っている生活を見かねた知人に、引きずるように病院に連れてこられました。

本人の話したところは、次のようでした。

彼女の父親は、彼女が小さいときから酒を飲むと怒り出し、怒鳴っては母親を殴っていたと言います。由美子さんと妹は、お母さんが殺されるのではないかという不安と恐怖で、部屋の隅で体を寄せ合って泣いていたそうです。子どもが大きくなってくると、母親は殴られるたびに家出をして、数日間は帰ってきませんでした。由美子さんは、母親に代わって食事を作り父親と妹に食べさせ、その他の家事も済ませて妹を連れて学校に行ったそうです。

結局、両親は離婚し、母親と子どもたちでアパートに住むことになりました。由美子さんは中学校の勉強もがんばり、優秀な成績で高校に進学しましたが、中学生だった妹はツッパリグループに入り、シンナーを吸ったり夜になっても家に帰ってこなかったりするようになりました。そのため由美子さんは、夜中に妹を捜し回ったり、妹からシンナーを取り上げたりで疲れ果ててしまいました。

そのころから由美子さんの過食が始まりました。太ることを気にして指を口の奥に入れて吐くようにもなり、毎日過食と嘔吐の繰り返しで、ついには学校に行けなくなり、退学しました。

ちょうどそのころ、母親がヤクザっぽい男を連れてきて同居を始めました。由美子さんはもう一緒に暮らせないと思い、妹と二人で家を出ることにしました。二人で生活するために由美子さんはホステスを始めました。しかし、それが嫌で毎晩帰宅してから浴びるように酒を飲んでは過食し嘔吐する生活となり、ついにはホステスの仕事へも行けなくなりました。

小学校時代の同級生の母親は、由美子さんの健気な姿を知っているだけに放っておけず、由美子さんを引きずるように病院に連れてきたのでした。

精神的にぼろぼろになっていた由美子さんは、自らも入院するしかないと決意しました。入院当初は点滴によってアルコールで傷ついていた体を休め、病院の食事で三食きちんと食べる練習をして、由美子さんは一か月もすると過食や嘔吐もなくなり元気になりました。

私は、ソーシャルワーカーと共同で母親を説得し、福祉事務所と交渉して、由美子さん姉妹を母子寮に保護することにしました。妹はシンナーをやめ、中学を卒業してからアルバイトもしていましたが、一八歳と一六歳の姉妹が二人だけで社会を生きていくのは苛酷すぎると判断したからです。それから長い時間がかかりましたが、由美子さん姉妹は社会のなかで生きていくことができています。

＊

摂食障害は、食べることの偏りや食べることのコントロール喪失がある病気です。拒食して〝ガリやせ〟になっていく拒食症と、がつがつ食べることが止まらない過食症とがあります。過食症のなかには過食が止まらなくなって太ってしまうタイプと、過食は止まらないけど、太らないように自分で口に指を入れて吐いたり、下剤を大量に使用したりするタイプがあります。この「過食―排出型」の過食症が、一番アルコール依存になりやすいことがわかっています。

第九章

なぜ子どもの飲酒はダメなのか

子どもが飲酒することは大人以上に危険です。なぜなら、アルコール代謝酵素は、一五歳をすぎないと完成しないとされているからです。子どもに酒を飲ませれば、アルコールは体内に長くとどまり、分裂が活発な若い細胞がアルコールにさらされ続けるわけです。その結果、次にあげるような様々な問題が引き起こされやすくなってしまうからです。

1．子どもの急性アルコール中毒の危険性

急性アルコール中毒は、その因果関係が目に見える形で現れるため、子どもの飲酒の害として唯一、みなが納得するものです。

急性アルコール中毒については、すでに第一章で説明しましたが、ここでもう一度取り上げるのは、急性アルコール中毒が子どもや若い人に起きやすいからです。

その理由としては、子どもはアルコールの代謝酵素が未完成であること、若い時分はむちゃな飲み方をすることが多いこと、酒を飲んだ経験がないか浅いと耐性上昇も起きていないので中枢神経がアルコールの作用に弱いこと、などがあげられます。

図6は、東京消防庁管内における、急性アルコール中毒で救急車が呼ばれたケースの統計です。救急車で病院に搬送される人数は増え続け、平成一五年度にはついに年間一五万人

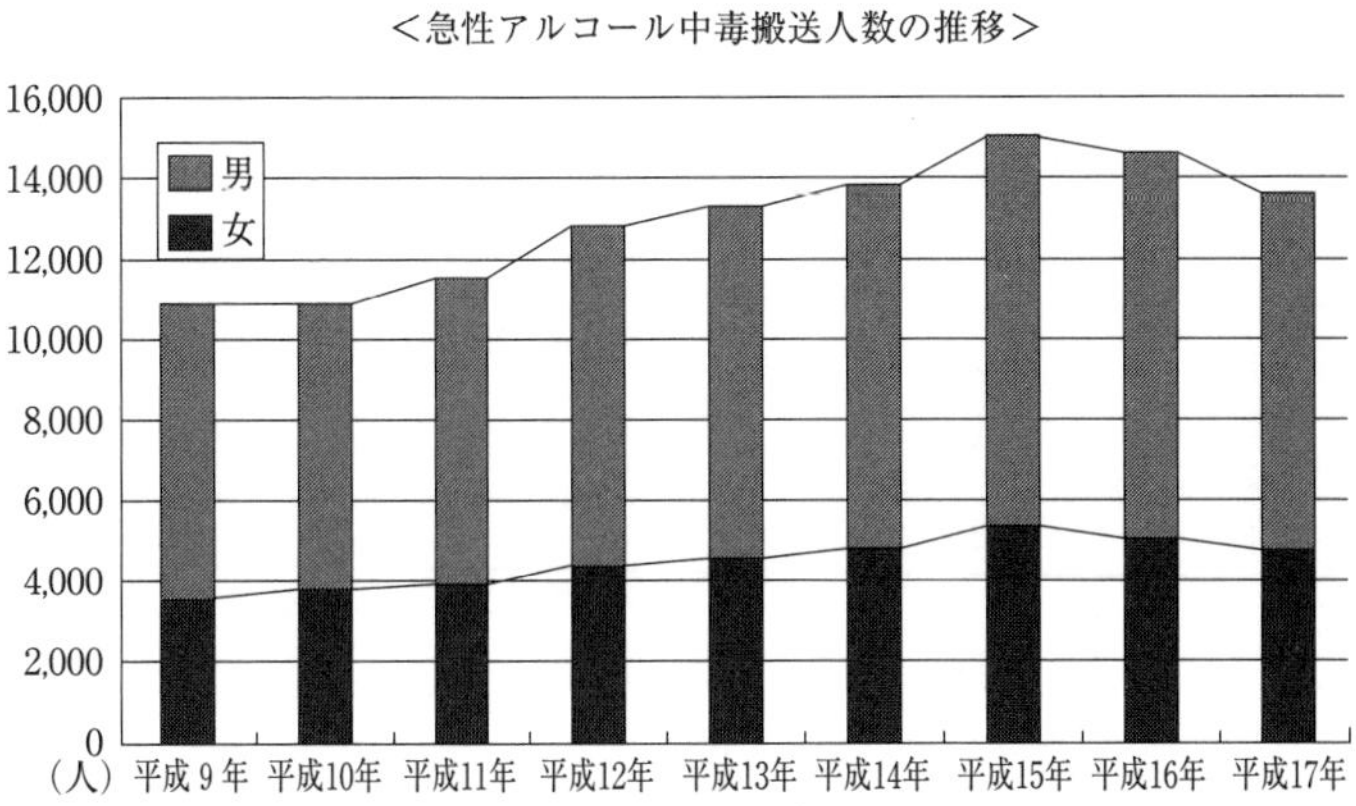

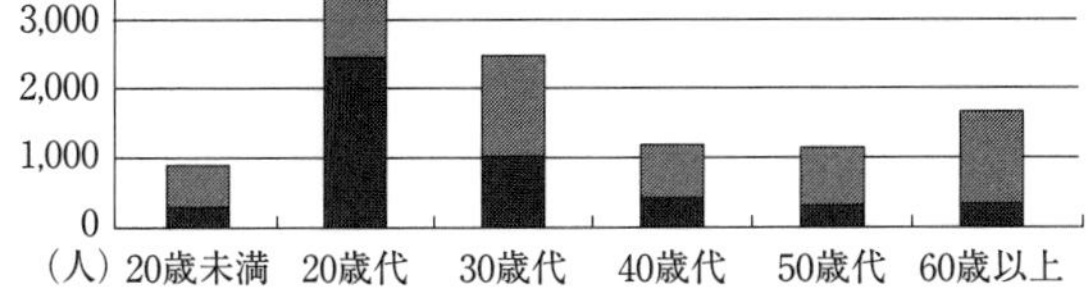

図６　救急車で運ばれた急性アルコール中毒者数の推移と性別・年齢層別構成

を超え、そのうち二〇代が最も多く四七％を占め、ついで三〇代で一七％であり、三番目は未成年者で九％を占めていました。

また、急性アルコール中毒は、後で述べるアルコール依存症と深い関係にあります。

若者のアルコール依存症の入院治療では、その終盤に「酒歴発表」があります。「酒歴発表」については前にも述べましたが、退院を前にして、社会のなかで断酒を続けるため、自分の酒にまつわる過去の生活を総括し、新しい生活を始める決意を語る時間です。入院治療を受け、酒をやめて、体の調子も正常化し、頭もクリアになり、アルコールの害についての勉強も進んだところで、自分がなぜ依存症になったのかということを、みなと一緒に話すわけです。この時間は、いわば卒業式にあたり、アルコール依存症の治療プログラムのなかでのハイライトです。

私は、そこであることに気づきました。何人ものアルコール依存症の若者が、アルコール依存症になる前の大学時代や高校時代に、急性アルコール中毒となり救急車で運ばれたことがあると語るのでした。私はその話を聞いて、アルコール依存症の人たちには、飲み始めの時分から「むちゃ飲み」していた人の多いことを実感しました。

すでにみたように、問題飲酒群の中・高校生は「酔って吐いた」経験や「酔って記憶がなくなった」経験を多く持っていますが、こうしたエピソードの半歩先に急性アルコール中毒があるのです。急性アルコール中毒になった経験を持つ人は、アルコール依存症への一歩を踏み出した人でもあると、私は考えています。

もし、そういう経験を持つ子どもに出会ったら、彼らは急性アルコール中毒や将来のアルコール依存症のリスクが高いことを説明してあげてください。

2．将来的な健康リスク

早くから飲酒をすることによって、将来に様々な害が現れることが予想されます。それはアルコール依存症になりやすいこと、死亡率が高くなること、不慮の事故に遭いやすいこと、そして薬物乱用になりやすいことなどです。

以下にそれぞれ詳しく述べていきましょう。

●アルコール依存症になりやすい

酒を飲み始める年齢が早いと、それも一四歳以下であると、とりわけアルコール依存症になりやすいことが世界中から報告されています。

それらのうちいくつかを紹介すると、

①アメリカで二万七六〇〇人の大人について健康問題の調査をした結果、一四歳以下で飲酒を開始したと答えた人の四〇％が現在アルコール依存症であり、二〇歳以上で飲酒を開始したと答えた人の場合（一〇％）と比較して、アルコール依存症になるリスクが四倍も高かったという報告。

②一四〜一五歳の子ども二〇〇〇人を六年間追跡調査した結果、二〇〜二一歳のときに五％のアルコール依存症者が存在したが、彼らは調査開始時点において喫煙したり、飲酒したり、飲酒して怪我をした経験のある者が多かったという報告。

③イギリスの八五〇〇人の健康問題の追跡調査では、一六歳時点で飲酒していた男性は四二歳時点において大量飲酒者が多かったという報告。

④アメリカで、一〇歳の子ども八〇〇人を一一年間追跡調査し、二一歳のときにアルコール乱用をしていた人の飲酒経過を分析したところ、アルコール乱用グループは中学時代に飲酒を始めた者が多かったという報告。

などがあります。

私も、神奈川県のある自治体の中学一〜三年生八〇〇人を五年間にわたって追跡調査した結果を報告しました。調査を開始したときに、すでに飲酒を開始していた生徒（調査開始年齢は一三・五歳なので半数は一四歳以下であった）は、五年後の一八・八歳においてアルコール乱用をしている者の割合が高かったという結果を得ています。この調査は現在も継続中で、一〇年後にどうなるのかを明らかにしたいと考えています。

なぜ早くから飲酒を開始するとアルコール依存症になりやすいのか、ということについてはいくつかの理由が考えられています。

第一の理由は、早くから飲酒すると「耐性上昇」の原理が働いて、早くから大量に、また頻回に飲酒することになり、大量のアルコールにさらされる期間が長くなればそれだけアルコール依存症になりやすい、という考え方です。

第二の理由は、子どもの脳は未完成なので、子ども時代から飲酒すると依存の回路が早くできてしまうという考え方です。依存の回路とは、たとえばシンナーを吸っていてシンナー中毒になった子どもが、幻覚が出て怖くなり、アルコールに切り替えて大量に飲んでいると急速にアルコール依存症になるというのはよく観察されることで、依存の回路ができているに違いありません。脳のなかの依存の回路はまだ医学的に証明されてはいませんが、大いにありうることだと思っています。

第三は、DNAの問題です。アルコール依存症の親を持つ子どもは早くから飲酒を開始することが多く、アルコール依存症になりやすいことが知られています。このことは前に説明した養子研究や双子研究から明らかなように、環境のせいではなく、DNAが関与していると考えられます。すなわち、アダルトチャイルドは早くから飲酒することが多く、若いうちからアルコール依存症になりやすいのは、何らかのＤＮＡが働いている、ということです。

●事故で死にやすい

日本では、若い世代における死亡原因の第一位もしくは第二位を、交通事故、溺水、転落といった「不慮の事故」が占めていますが、アメリカでは事故死の三分の一がアルコールの影響によるものと考えられています。ここには、飲酒運転による事故死という場合だけでなく、みんなで酒を飲んだ後、友だちの飲酒運転の車に乗っていて事故に遭ったり、酔って道を歩いていて車にはねられるといったことも含まれています。

これはスウェーデンの研究ですが、一八歳で兵役検査を受けた五万人について飲酒量を調査し、その人たちの一五年後の死亡を調査・分析したところ、一八歳当時に大量飲酒していた者はそうでない者と比較して二倍高い死亡率であったことが報告されています。また、その死亡原因の三六％は暴力による死亡か自殺であったそうです。

死亡に限定せず、二〇〇〇年に飲酒と不慮の事故に遭いやすいことが相関するのかどうかを調べた調査結果もあります。アメリカにおける平均年齢四四歳の四万三千人を対象とした調査ですが、一四歳未満で飲酒を開始した人は、二一歳以上で飲酒を開始した人と比較して、二倍以上の確率でアルコールの影響下で不慮の事故に遭っていたという結果です。

この二つの報告から、子どものときから飲酒をしている人は、大人になったとき飲酒している自分の身を守れないことが多いということがわかります。つまり、大量に飲酒しているために事故に遭いやすくなっていると考えられます。

この二つの報告は、事故や事故死の原因をすべて明らかにしているわけではありませんが、アルコールが原因となり、飲酒運転による事故、酔って転んでの怪我、車にはねられる、暴力沙汰による死亡、けんかによる怪我、自殺、などが引き起こされていることはわかると思います。

●薬物乱用になりやすい

中学生・高校生にとって、シンナー・マリファナ（大麻）・覚せい剤などの違法性薬物の乱用は、アルコール以上に深刻な問題です。違法性薬物は、使用したときの快感だけでなく依存性や中毒症状などの毒性も強く、未成年者に限らず法律で禁止されています。

私は以前に、二〇代の薬物依存のケースと二〇代のアルコール依存のケースとを比較したことがあります。薬物依存のケースは平均一四歳で薬物使用を始めており、アルコール依存のケースも同じように平均一四歳で飲酒を開始していたのですが、薬物依存のケースにおいて社会的関係からドロップアウトするのが中学・高校期であるのに対し、アルコール依存のケースにおいて社会的関係からドロップアウトするのは二〇歳をすぎてからでした。薬物依存もアルコール依存も、開始年齢は同じであるのに、ドロップアウトの時期には大きな差がありました。

このため、中学生・高校生の薬物問題は深刻なのです。つまり、高校を中退したり、少年院に入ったりすることで、その後自分らしく生きていく道を見つけることが難しくなってしまうのです。

いくつかの調査では、飲酒している子どもの多くは依存性薬物の使用経験があると報告されています。また、アルコールは薬物乱用への踏み石（stepping stone）と考えられる、という説もあります。

子どもの飲酒と薬物乱用との関係では、次のような報告があります。

①最初に子どもの飲酒問題について警鐘を鳴らした一九八〇年代の報告でも、酔っ払うなどの危険な飲酒をしている中学生にはマリファナ使用が多いとされている。

②アメリカの大学生千人に対してアルコール問題と薬物乱用との関連を調べた調査では、一三歳以下で飲酒を始めた生徒は一七歳以上で飲酒を始めた生徒と比較して、マリファナ、コカイン、覚せい剤の経験者が二〜四倍も多く存在していた。

表17　高校生の飲酒と薬物乱用との相関（%）

	問題飲酒群（N＝336）	調査対象全体（N＝3393）
現在喫煙している	78.6	30.1
シンナー使用経験あり	20.6	5.1
大麻使用経験あり	6.5	1.1
覚せい剤使用経験あり	4.6	0.8

私も仲間の研究者と、日本の高校生三千人に対して、飲酒と薬物乱用についての調査を行いました。調査対象の高校生全体では、現在喫煙者約三〇%、シンナー経験者約五%、マリファナ経験者約一%、覚せい剤経験者〇・八%でしたが、リスクの高い飲酒をしている問題飲酒群の生徒（飲酒頻度も飲酒量も多い生徒）では、現在喫煙者約七九%、シンナー経験者約二一%、マリファナ経験者約七%、覚せい剤経験者約五%と、調査対象の高校生全体の薬物経験率の四〜七倍高い経験率を持っていました（表17）。

なぜ、飲酒している子どもには薬物乱用の経験も多いのでしょうか。これにはいくつかの理由が考えられます。

第一の理由は、脳に依存の回路ができるの

で、一つの薬物に依存すると、他の薬物に対しても抵抗なく簡単に依存してしまうという説。第二の理由は、思春期における危険選択行動（risk taking behavior）についての研究で、飲酒する者は危険選択の傾向が強く、いろいろな危険行為をあえて選択しがちであるという説、などがあります。

以前に私は、一〇代のアルコール依存症一〇例についての報告をしました。その一〇名のなかに薬物依存（シンナー依存）が三名含まれていましたので話を聞いてみると、結局は親に対する葛藤感情や自分に対する不快感やネガティブな感情を打ち消すために、アルコールや薬物の力を借りているようでした。結局、シンナーを吸うというのとアルコールを飲むということにはほとんど違いはなくて、どちらを選択するかはそのときの気分次第のようでした。

3．脳の成長障害

アルコールを投与した子どものラットと、そうでないラットとを比較研究した報告は数多くあります。それらのいくつかをあげてみましょう。

①子どものラットにアルコールを投与すると、オス・メスともに性的成熟が遅れたとする

報告。
②子どものメスのラットにアルコールを投与すると、骨の成長が遅れたとする報告。
③子どものラットにアルコールを投与すると、記憶障害が生じ、その記憶障害は成長後も残ったという報告。
④子どものラットと大人のラットの両方にアルコールを投与して記憶力のテストをすると、大人のラットより子どものラットの方が記憶力低下の度合いが大きかったという報告。
⑤子どものラットにアルコールを投与すると、脳の前頭葉が萎縮したという報告。
⑥胎生期から子ども期にかけてアルコールを投与されたラットでは、記憶をつかさどる脳の海馬領域のシナプス（神経細胞と神経細胞を結ぶ接合部）の密度が低かったとする報告。

以上をまとめると、子どものラットにアルコールを投与すると、ホルモンへの影響と脳への影響が大きいことがわかります。アルコールによる性ホルモンへの影響は、まだヒトの子どもでは立証されていませんが、ないとは言えません。中枢神経への影響は、ヒトでも同じように証明されています。これについて次で詳しくみていきましょう。

●記憶力の低下

子どもの飲酒による脳の障害についてはいくつかの報告がありますが、多いものの一つに、アルコールによる記憶力の低下の度合いは、年齢の低い方が大きいとする報告があります。ラットの実験報告と同じです。

具体的には、二一歳から二九歳までの若者に飲酒をさせて記憶力テストを行ったところ、二一～二四歳グループの方が二五～二九歳グループより記憶力の低下が大きかった、とする報告です。飲酒によって記憶力が低下するのは当然のことですが、その影響の程度は若い方が大きいというものです。

【事例】 大学受験に失敗した連続飲酒発作の若者

ここで、一人の若いアルコール依存症患者を思い出しました。

良平君（仮名）は二〇歳で私のいた病院に入院しました。一日中酒を飲み続けてやめられないという「連続飲酒発作状態」になっていたからでした。入院させて点滴をし、十分な量の精神安定剤と睡眠導入剤を服用して、一週間も経つと彼はすっかり元気な若者に戻りました。彼は、なぜ酒が止まらなくなったのかについて語り始めました。

高校時代、彼のいたバスケットボール部は県大会にも出場するレベルであり、部活動一色とはいえそれなりに充実した生活を送っていたそうです。対外試合終了後の打ち上げや先輩の送別会などでは当然のように酒が出て、彼もみなと一緒に酒を飲んでいたと言います。彼は、たくさん飲んでも酔っ払うことはなく、周りから酒に強いという評価をもらっていましたが、それを自慢するわけでもありませんでした。

彼は三年生になってからも部活に夢中になっていて、受験勉強を始めませんでした。勉強は大会が終わって部活を引退してから始めればよいし、二浪くらいまでは親も許してくれるだろうという思惑もあったからです。そして三年の秋に部活を引退して、いよいよ勉強を始めようとしました。

ところが、机に向かった彼は受験勉強の内容がまったく理解できず、イライラして、じっと座っていることもできませんでした。浪人してもいいと思いながらも、大学受験が迫ってくるにつれ不安は募るばかりでした。ある日、彼は不安とイライラ感に苛《さいな》まれるあまり、缶ビールを一本飲んだそうです。するとスーッと気持ちが落ち着き、やる気が起こり、集中して勉強に向かうことができました。それからは、親に気づかれない程度にちびちび飲みながら勉強を始めたと言うのです。

最初の大学受験はことごとく失敗し、彼は浪人生活を始めました。初めのころは予備校に通っていましたが、じっと座っていることができず、勉強にも集中できません。次第に予備校には行かなくなり、自宅で勉強するようになりました。自分の部屋でビールをちびちび飲みながら勉強すると一番集中できたからです。

そうしているうちに酒の量が増えてきました。一日に缶ビール三本では足りなくなり、五本以上も飲むようになったそうです。そうなると、毎日空き缶の処理に困りました。家族が寝静まった夜、散歩に行くふりをして遠くに捨てに行ったそうです。小遣いが足りなくなると、親の財布からお金を抜いて酒代に充てるようになりました。

秋になり模擬テストを受けた彼は、まったく成績が上がっていないことに愕然としました。高校三年生の終わりに受けた模擬テストの成績と比べ、変化がなかったのでした。焦れば焦るほど酒の量が増え、ついに家族から「お前は酒の臭いがする。勉強から逃避して酒ばかり飲んでいるのではないか」と言われるようになりました。家族と顔を合わせるのも避けるようになりました。一浪して受験した大学もことごとく不合格になりました。彼はいまや勉強もせずに酒を飲み続ける生活で、心配した家族が引きずるように病院に連れてきたのでした。

＊

このケースを分析すれば、精神安定剤代わりに飲酒をすると、一時的に気分は落ち着くけれども、アルコールによって記憶力が低下したために成績が全然上がらなかったということになります。そして酒量だけが増えて、ついにアルコール依存症になってしまったのでした。

●知能の低下

子どもの飲酒による脳の障害は、飲酒時の記憶力の低下にとどまりません。ラットの実験と同様に、子ども時代からの飲酒によって脳にダメージをこうむるという、次のような報告もいくつか出されています。

①一五～一六歳のアルコール乱用の子と酒を飲まない子に、知能テストと認知機能テストを行ったところ、飲まない子に比べアルコール乱用群は知能指数が低く、認知機能テストの成績も悪かったという報告。

②平均年齢一七歳のアルコール乱用の子と酒を飲まない子の頭部のＭＲＩを比較したところ、アルコール乱用群の脳の海馬《かいば》領域の体積が、酒を飲まない子と比較して小さかったとする報告。

私も、若いアルコール依存症者における知能低下について調べたことがあります。二〇代の男性のアルコール依存症者二七名と、ボランティアで募集したアルコール問題のない二〇代の男性のうち、そのアルコール依存症者と同じ教育歴を持つ男性二二名に知能テストをして、両者の知能指数を比較しました。そうすると表18に示したように、知能指数

表18　若いアルコール依存症者と対照群における知能指数の比較
（アルコール依存症者，対照群とも20代）

	アルコール依存症者（N＝27）	対照群（N＝22）
平均年齢	27.9歳	25.5歳
トータルＩＱ	94.9±10.8	104.5±9.8
言語性ＩＱ	95.0±9.7	101.9±9.4
動作性ＩＱ	94.3±8.9	108.5±8.7

全体が若いアルコール依存症者で低下しており、とくに動作性知能の低下が目立ちました。

動作性知能とは、ＷＡＩＳ（Wechsler Adult Intelligent Scale）という知能テストで測られる能力の一つであり、視覚認知能力や空間構成能力など、車の運転やスポーツなどに関わる能力が含まれます。もう一つの言語性知能とは、物事を判断するなどの能力で、知識問題や常識問題などで測られるものです。

二〇代のアルコール依存症者は一〇代から大量飲酒をしており、アルコールによって知能が下がったと結論づけられます。

中年のアルコール依存症者についても同様の研究があります。それによれば、知能指数全体が下がることはなく、動作性知能の一部のテストが特異的に下がるが、断酒を続ければ回復すると報告されています。この中年のアルコール依存症者の知能テストの報告と比較すると、子ども時代から大量飲酒をしていた若いアルコール依存症者は、子ども時代の飲酒によって知能が低下したと考えるのが妥当でしょう。そして、若いアルコール依存症者の知能低下が断酒によって回復するかどうかは、いまのところわかっていません。

●前頭葉の機能低下

ＭＲＩは、磁力線を当てて身体の内部構造を読み取る装置です。ＭＲＩは磁力線を使うため、Ｘ線を使うＣＴと比べて、体に対する障害はまったくないだけでなく、硬い骨に囲まれた脳に関して驚異的に細かい分析ができるようになりました。

さらには、脳の各領域の血流量や酸素消費量を測定して、脳のどの部分がよく活動しているとか活動していないといったことを調べることができるｆ‐ＭＲＩ（functional MRI）という装置を使えば、私たちは脳がどのように働いているのかということまで調べられるようになりました。たとえば、計算しているときは脳のどの部分が働いているのか、笑っているときには脳のどの部分が活動しているのか、といった具合です。

そのｆ‐ＭＲＩを使用した、アルコールによる子どもの脳の変化についての研究報告が一つあります。その報告は、一五〜二五歳の女性アルコール依存症者一〇名と対照群（アルコール依存症でない）の女性一〇名に対して、空間認知のテストを行っているときにｆ－ＭＲＩの検査を行ったところ、アルコール依存症群は対照群と比較して、前頭葉の酸素消費量が少なかった、すなわち前頭葉があまり働いてなかったという結果を得たということです。

この結果を正しいとするには、他の人によるさらなる検査や検証を待たねばなりませんが、アルコールによってヒトの前頭葉の機能が低下するということは知られていたので、この従来の知見を矛盾なく説明できる結果であることはたしかです。

ｆ－ＭＲＩという検査はまだ始まったばかりですが、人の脳の働きについて非常に大きな知見を与えてくれるはずで、私たちは大いに期待しています。

●子ども時代の飲酒が脳にダメージを与える二つの理由

私は、子ども時代における飲酒は脳にダメージを与える、言い換えれば、子どもの脳にはアルコールは毒物として作用する、と考えています。

それは、二つの根拠からです。

一つめの根拠は、私が数多く治療してきた一〇代から二〇代のアルコール依存症において、脳がダメージを受けているとしか考えられない思考パターンや行動にたくさん出会ってきたことにあります。

その一例は、若いアルコール依存症における断酒困難という現象です。久里浜アルコール症センターで治療をして、アルコール依存症は断酒を続けるしかないのですが、四〇～五〇代のアルコール依存症患者では入院治療で六割は断酒できるのに、二〇代の若者では一五％しか断酒が続かないのです。この理由として、脳がダメージを受けているからと考えるのが一番妥当と思っています。

もう一つの根拠は、ＦＡＳについての研究からです。ＦＡＳについては第六章で詳しく述べましたので繰り返しませんが、要は妊娠中の飲酒によって障害を持って生まれてきた子どものことです。その障害の中心は中枢神経系の障害、つまり脳の障害です。

大人にとって、アルコールはいくつかのプラス面を持っていますが、胎児から子ども時代においては、アルコールは脳に大きなダメージを与えると考えるべきなのです。

4．精神的成長の阻害

子ども時代からの飲酒は、精神的成長を阻害することも重大な問題です。思春期から大人になるまでの間、心が成長するために必要なことは、自分の感情を認知し、自分について考え、自分のなかの不快感、不満足感や怒りの感情をどうコントロールするのかを見つけることです。これは自分と向き合い苦悩する時間を持つことから生まれてくるのです。また、思春期におけるもう一つの重要な課題は、自分らしい対人関係の持ち方を見つけることですが、そのためにはトライ・アンド・エラーを繰り返して悩むしかありません。しかし飲酒をすると、自分と向き合うことがおろそかになり、苦悩することもできません。

いまの若者は他人とのコミュニケーションが苦手だと言われています。そのためか、コミュニケーションの手段として安易に飲酒が使われている面がみられます。飲酒すると誰とでも仲良くなれるかも知れませんが、それはアルコールがもたらす一時的・表面的なもので、深いコミュニケーションと言うことはできません。

若いうちは酒に頼ることなく、きちんと他人とコミュニケーションをし、そのスキルを学習していってほしいものです。

5. なぜ未成年飲酒の害が正しく認識されないのか

子どもの飲酒の害や危険性について、専門家はこれを当然のことと考えていますが、それを他人に納得させるのはなかなか困難です。

急性アルコール中毒のような誰の目にも危険が明らかな場合ならともかく、普通の飲みすぎなら二日も経てば元に戻りますし、慢性の害は長い時間かかってようやく現れるため、子ども時代からの飲酒と将来の害についての因果関係を証明することは難しいのです。長い時間をかけて慢性の害が現れる点は、たばこもアルコールも同じと言えるでしょう。

しかし世間一般のあいだで、子どもの飲酒の害は喫煙の害ほど納得されていない、飲酒をしないことが当然なのだと受けとめられていないというのは不思議な現象です。これは、日本人の大人のなかで、たばこについてはマイナス面が大きく認識されているのに対し、酒についてはプラス面が大きいという思い込みが強いことも一因ではないでしょうか。その背景には、酒が文化のなかに深く組み込まれていることがあげられます。

第十章

子どもの飲酒をなくそう

「子どもの飲酒をなくそう」。これは後で紹介しますが、厚生労働省も言っていることです。厚生労働省主導の健康づくり運動「健康日本21」の目標の一つが「未成年者の飲酒をなくす」なのです。そんなの無理だ、と誰もが思うに違いありません。あたりまえのように子どもたちは飲んでいるし、大人だって子どもの飲酒に寛容だったり無頓着だったりするのだから、と。

しかし、私たちは考えを変えなくてはなりません。WHO（世界保健機関）は、世界中からたばこの害をなくそうと決議しましたし、同じようにアルコールの害についても減らそうと決めました。自然を大事にし、地球と共存できる社会をつくろうという考えが、子どもの喫煙や飲酒など、害がわかっていることをやめさせる方向に向かうのは当然のことです。

子どもの飲酒をなくすための方法には、①子どもの飲酒の促進因子の減少、②社会が子どもの飲酒の危険性を認知するための働きかけ、③子どもに対する飲酒予防教育、④リスクの高い飲酒をしている子どもへの早期対策、などの柱があります。

これらについて考える前に、まずは子どもの飲酒問題のバックグラウンドに存在する、日本人の大人たちが酒を飲みすぎているという重大な現実を理解してほしいと思います。

1. 酒を飲みすぎている日本人

酒と人類とのつながりは、人類の歴史と同じくらい古くからのものです。それぞれの民族は、日本酒、ビール、ワインなど、固有の酒をその長い歴史のなかに持ち続けています。また、様々な宗教行事にも酒が登場します。お祭りのときの酒は、人間と神が交歓する媒介物でもあり、「お神酒としての日本酒」であるとか、「キリストの血であるワイン」などはその例と言えましょう。つまり、酒は人間と神々とをつなぐ役割をする神聖なものであったわけで、そのことは、酒の歴史の長さを表しています。

しかし、人類はその歴史のなかで、気軽に酒が飲めたわけではありません。いつでも飲めたのは一握りの支配階級だけでした。人類は、その長い歴史でいつも酒にあこがれていましたが、酒が飲めるのは祭りのときに限られていたのです。

大衆が自由に酒を飲めるようになったのは産業革命以降のことです。ヨーロッパにおいては、蒸留酒の製造技術が確立し、とくに安いジンが登場してからです。経済学者エンゲルスの著書には「ジン狂」という言葉が登場しています。日本では、普通の人が自由に酒を飲めるようになったのは第二次世界大戦後、とりわけ高度経済成長期に所得が増えてからと言ってよいでしょう。

そして現在、日本には酒が溢れるほど出回っています。一九七二年にそれまでの一ドル＝三六〇円の固定為替相場制が崩れ、変動為替相場制に移行してからは、世界中の酒が安く買えるようにもなりました。そればかりでなく、高い税金（酒税）を逃れた発泡酒や「第三のお酒」、またジュース感覚のオシャレなお酒など、安くて目新しい酒が次々に発売され、コマーシャルではみながもっとお酒を飲むように仕向けています。

ところが、日本人の中年男性では、もう体の限界を超えて飲みすぎていると言ってよい状況です。図7にみるように、一人あたりのアルコール消費量ではフランスがトップで、日本はアメリカと同じ中くらいのレベルですが、安心するわけにはいきません。なぜなら、日本人の約半数は体質的に酒に弱くてあまり飲めない人たちだからです。酒に弱い体質を持つ人は、日本人や中国人、モンゴル人などのモンゴロイドに多く、白人や黒人にはほとんどいません。ですから、一人あたりのアルコール消費量がアメリカと同レベルといっても、酒を飲んでいる人に限っては非常に高い消費量レベルということになります。

このことは、日本とアメリカの共同研究による調査でも裏づけられています。これは、アメリカ人、日系アメリカ人、日本人それぞれの成人男女の飲酒量（純アルコール量）を比較したもので、その結果、日本人の女性は日系アメリカ人、アメリカ人よりも飲酒量が少なか

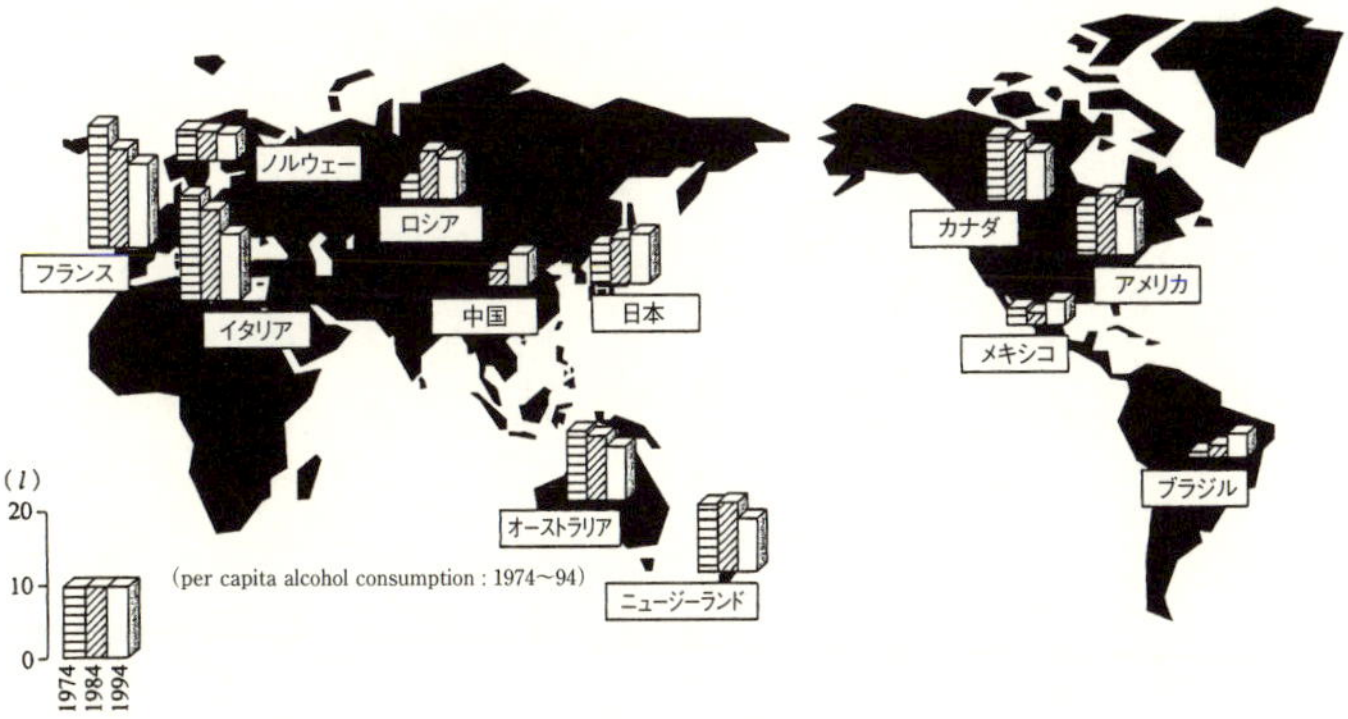

図7　世界各国の人口1人あたりアルコール消費量の推移

ったのです。しかし、日本人の男性はアメリカ人、日系アメリカ人よりも多く飲んでいました。つまり、この調査からも、日本人の男性はアメリカ人と比較しても飲みすぎているということが明らかです。

2. 酒量縮減に向けた厚生労働省の取り組み

●「健康日本21」にみる飲酒の抑制策

日本人の飲酒量（アルコール摂取量）を減らすべきだと言っているのは、何も私だけではありません。厚生労働省も、ついに日本人の健康を守るためには飲酒を減らさなければならないとし、「健康日本21」で、現在そのための取り組みを進めています。

「健康日本21」とは、前述のように、厚生労働省が主導して二〇〇〇年から始まった「国民健康づくり運動」の名称です。「健康日本21」では、国民の健康増進、疾病予防、生活の質（QOL）の向上を図るため、様々な健康課題について二〇一〇年をめどにした数値目標をあげ、「健康増進法」を根拠法として、各自治体が地域の特性をふまえてその目標実現に向けて取り組むことが定められています。

この運動では飲酒について次の三つの目標を掲げています。

ア．一日に平均純アルコールで約六〇gを超え多量に飲酒する人の減少。

イ．未成年者の飲酒をなくす。

ウ．「節度ある適度な飲酒」としては、一日平均純アルコールで約二〇g程度である旨の知識を普及する。

ア．についての数値目標は「二割以上減少」とされ、イ．については「なくす」ですからゼロにするということです。

すでにWHOでは、一九九〇年の専門家会議において「アルコールはいくつかのよい点はあるが、大量になると害が大きく、アルコール摂取は少なければ少ないほどよい」とする見解をまとめていました。しかし、日本の厚生労働省はこれまで「適正飲酒は一日三合以下で、休肝日として飲まない日を週に二日もつ」というあいまいな基準にしがみついていました。

それが、この「健康日本21」を機に、ようやくWHOの基準に合わせたというわけです。

さて、自分も含め、周囲の大人をみてください。毎日飲酒している人のなかで、「健康日本21」が提唱する「節度ある適度な飲酒」をしている人はいますか？　「純アルコール二〇g」ということは、日本酒なら一合未満の一五〇㎖くらい、ビールでは五〇〇㎖の缶ビール一本、ワインならグラス七分目、チューハイでは三五〇㎖というのが目安です。

この基準をあてはめてみると、日本人の中年男性たちがいかに危険な飲酒をしているのか、ということが理解できると思います。

＊

先にみたように、「健康日本21」では「未成年者の飲酒をなくす」という目標も掲げています。大人でさえ「純アルコール二〇g程度が安全で適度」である旨の基準が示されたことで、やっと「未成年者飲酒禁止法」の妥当性が誰の目にも明らかになったと言えましょう。

これまで、日本人は子どもの飲酒については割合おおらかで、大人も子どもも「少量なら構わない」という認識があたかも正しいかのようにしていました。いわば「未成年者飲酒禁止法」はあってなきがごとき法律になっていたのです。

確かに、子どもの飲酒を禁じる法律は、国によってその基準年齢が異なっています。イギリスでは一八歳以下です。アメリカでも一九七〇年代までは多くの州で一八歳以下でしたが、一九八九年にはすべての州で二一歳以下に引き上げられました。この年齢基準は、選挙権の年齢基準と同じく社会的に決められたものであり、医学的に厳密な基準をふまえたものではありません。そのため「未成年者飲酒禁止法」には根拠がないという議論がまかり通っていたのでした。

●WHOが認めたアルコールの健康リスク

WHOは、二〇〇五年に開かれた会議で、世界全体の死亡原因の三%がアルコールに起因していると認め、この大きな健康リスクであるアルコール問題に対する各国の取り組みについて、報告を求めることを決議しました。

たばこに関しては、WHOは一九七〇年代に初めて主要な健康障害の問題として取り上げ、以来いくども各種の禁煙対策を推進してきました。二〇〇五年には「たばこ規制枠組条約」も発効して、現在ではたばこの規制が世界的に展開されています。そのため、日本でもテレビやラジオなどの放送媒体からたばこのコマーシャルが姿を消し、たばこの箱には大きな字で「肺がんの原因の一つになります」「心筋梗塞の危険性を高めます」「脳卒中の危険性を高めます」「ニコチンにより喫煙への依存が生じます」「妊娠中の喫煙は、胎児の発育障害や早産の原因の一つになります」といった注意を促す文言が表示されるようになりました。

ＷＨＯがたばこの害と同じように、アルコールの害も無視できない大きな健康リスクであることを認めたことにより、たばこと同様に今後アルコールの広告宣伝の規制に向かうことが予測されています。

●飲酒による危険を減らす環境整備と運動

すでに述べましたが、最近、飲酒運転の判定基準が厳しくなるとともに（道路交通法上「酒気帯び運転」と判定される呼気中のアルコール濃度の基準が下げられた）、免許取り消しの基準も厳しくなり、加えて罰金額も引き上げられました。

また、「危険運転致死傷罪」という新しい罪が、刑法のなかに新設されました。これは、飲酒運転で歩行者を死傷させたとき、従来は業務上過失致死傷罪であったのが、罰が重くなったのです。このことで、私の周囲で飲酒運転が減った印象がありますが、自分たちの飲酒を減らすというところまでは動きが出ていません。

子どもの飲酒の害に関する様々な研究と、社会へのアピールも必要なことです。

二〇〇六年春に、ある高校の野球部の卒業生が卒業式の後で酒を飲んで補導された事件により、その学校の野球部が甲子園の出場を辞退したというニュースがありましたが、私はこのニュースから社会が未成年者の飲酒に少し厳しくなったような印象を受けました。

イッキ飲み防止キャンペーンを行っているイッキ飲み防止連絡協議会の活動や、アルコールに関連した問題に対して市民運動を展開しているアルコール市民協議会（ＡＳＫ）の活動なども貴重です。私たちも毎年、横浜で「若者の飲酒を考えるフォーラム」という集まりを催し、専門家と市民や学校関係者が集まって、講演とパネルディスカッションを行っています。

たとえ規模は小さくても、こうした活動の積み重ねが広がりを生み、社会を変える大きな力になっていくと思っています。

3．子どもの飲酒をなくすために

●子どもの飲酒促進因子を減らすことに取り組もう

未成年者飲酒禁止法は、二〇〇一（平成一三）年に改正されました。最初に制定されたのは一九二二（大正一一）年でしたが、これまで一度も改正されたことがありませんでした。改正のポイントは、次のようです。

一つめは、飲酒した未成年者を罰するのではなく、飲ませた大人を罰するという法律の趣旨はそのままで、罰金が値上げされたことです。

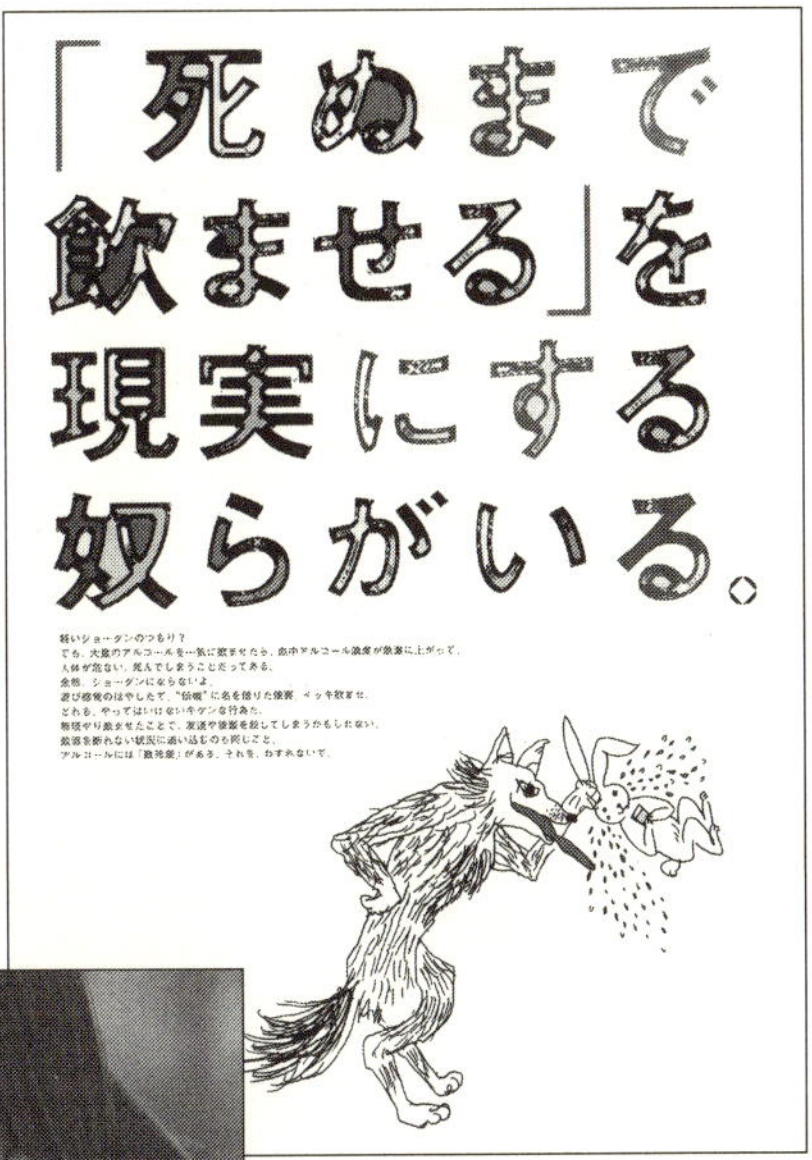

図8　イッキ飲み防止のポスター

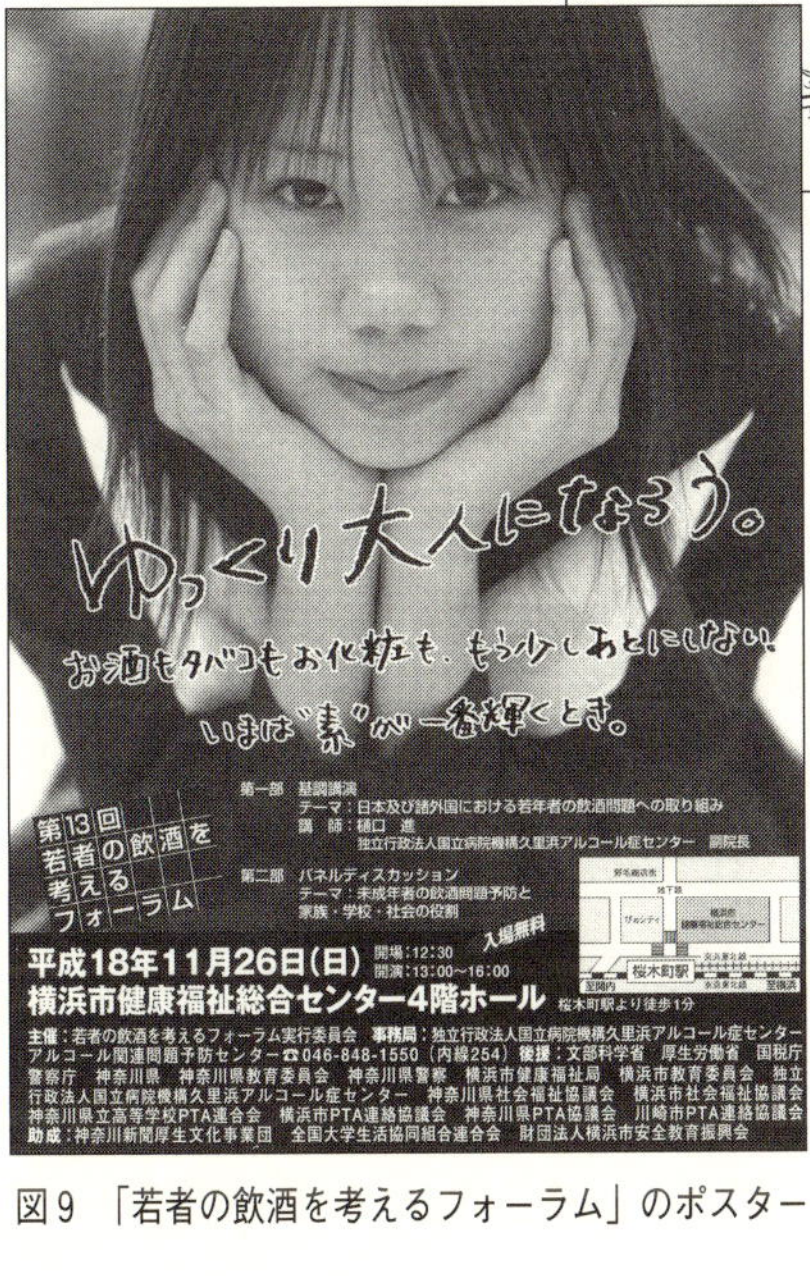
ゆっくり大人になろう。
お酒もタバコもお化粧も、もう少しあとにしない。
いまは"素"が一番輝くとき。
第13回
若者の飲酒を考えるフォーラム
第一部　基調講演
テーマ：日本及び諸外国における若年者の飲酒問題への取り組み
講　師：樋口　進
独立行政法人国立病院機構久里浜アルコール症センター　副院長
第二部　パネルディスカッション
テーマ：未成年者の飲酒問題予防と
家族・学校・社会の役割
入場無料
桜木町駅
平成18年11月26日(日)
開場：12：30
開演：13：00～16：00
横浜市健康福祉総合センター4階ホール
桜木町駅より徒歩1分
主催：若者の飲酒を考えるフォーラム実行委員会　事務局：独立行政法人国立病院機構久里浜アルコール症センター
アルコール関連問題予防センター☎046-848-1550（内線254）　後援：文部科学省　厚生労働省　国税庁
警察庁　神奈川県　神奈川県教育委員会　神奈川県警察　横浜市健康福祉局　横浜市教育委員会　独立
行政法人国立病院機構久里浜アルコール症センター　神奈川県社会福祉協議会　横浜市社会福祉協議会
神奈川県立高等学校PTA連合会　横浜市PTA連絡協議会　神奈川県PTA協議会　川崎市PTA連絡協議会
助成：神奈川新聞厚生文化事業団　全国大学生活協同組合連合会　財団法人横浜市安全教育振興会

図9　「若者の飲酒を考えるフォーラム」のポスター

二つめは、子どもに酒を売った本人が罰せられるだけでなく、その雇用主までが罰せられることになりました。つまり、スーパーやコンビニで酒を売ったアルバイトの店員が罰せられるだけでなく、店のオーナーも罰せられることになったのです。さらには、これが酒税法ともリンクして、オーナーが罰せられると酒類の販売に必要な酒販免許まで取り上げられることになりました。

そのため、スーパーやコンビニはまじめに取り組まざるを得なくなり、「この店は未成年者にお酒を売りません」という放送が流されたり、明らかな未成年が酒を買おうとする際には、店員が年齢を聞いたり身分証明書の提示を求めたりする店が出始めています。また、宴会の予約に際して、責任者に身分証明書の提示を求める居酒屋チェーンも現れ始めました。

この改正は効果的で「死に体」だった未成年者飲酒禁止法が生き返るきっかけとなりました。子どもをアルコールの危険から保護する法律がやっと機能し始めた、と言ってよいでしょう。

酒の自動販売機については、全国小売酒販組合中央会が、一九九五（平成七）年に自主規制的に撤廃を決議し、ピーク時の平成八年には一八万六千台あった酒類自販機が、二〇〇五（平成一七）年には三万一千台（ピーク時の一七％）にまで減少しています。未成年者が自由に酒を買える自動販売機があるのは日本だけでしたから、日本もやっと世界なみになったわけです。

警告表示はどうでしょう。すでに述べましたが、現在売っている酒の容器には、従来からあった「お酒は二〇歳になってから」という文言に加え、新たに「妊娠中や授乳期の飲酒は、胎児・乳児の発育に悪影響を与えるおそれがあります」という注意書きが載せられるようになりました。しかし、この二つの注意書きはもっと大きく目立つようにすべきだと思います。

＊

これまでにあげた取り組みは、ほんの少しの変化にすぎません。

二四時間営業のコンビニで、ジュースと酒が並んで売られていること。子どもたちに圧倒的に人気がある甘くてジュース感覚の酒が、まさにジュースと区別できないようなパッケージデザインで売られていること。テレビからたばこのコマーシャルは姿を消したのに、酒のコマーシャルは未だに幅を利かせていること。居酒屋や飲食店は未成年者飲酒禁止法の対象となっていないことなど、改善しなければならないことはまだまだあります。

未成年者の飲酒促進因子を減らすという点では、酒税を上げることにより酒の小売価格を上げるのも効果的な方法です。酒税に対抗して安い酒が開発されている現状は、未成年者の飲酒の促進に寄与していると言わざるを得ません。

●飲酒の害を過小評価している社会の認識に変化を起こそう

私は、「子どもにとってアルコールは毒物である」という認識が、社会の常識になることが重要だと考えています。そして、その前提として必要なのは、大人を含めた日本社会全体の飲酒状況の正しい把握にあるのです。

すなわち、現代わが国では、以前に比べアルコール消費量が非常に増えており、アルコールの害にさらされている大人も多いこと、よって、子どもはもとより大人の飲酒をも減らしていかねばならない状況にあるということを、日本社会が正しく認識できるようになることが重要です。

日本の大人が、アルコールの健康へのリスクを正しく認識し、自分たちの飲酒を減らさなければならないと感じたときにこそ、子どもの飲酒の危険も本当に理解されるであろうと考えています。「子どもでも少しのお酒なら構わない」という認識があるかぎり、大人はアルコールの害を過小評価していると思わざるを得ません。

●子どもに対する飲酒防止教育を推進しよう

これまでは、社会が行うべき活動について述べてきました。しかし、一番重要なのは教育にあると私は思っています。教育と言っても何も学校だけに限りません。何より大切なのは家庭での教育です。

ここでは、学校と家庭それぞれに分けて、飲酒防止教育の方法について示したいと思います。


〈学校における飲酒防止教育〉


まず、学校におけるアルコール健康教育についてみてみます。

義務教育学校の学習指導要領に位置づけられ、すべての子どもが飲酒と健康について学ぶようになったのは、中学校では一九九三（平成五）年度から、小学校では二〇〇二（平成一四）年度からのことです。ちなみに小学校では、六年生で学ぶ内容として位置づけられています。高等学校では、一九九四（平成六）年度から学ばれています。ただ一部には、一九八八（昭和六三）年度から自主的に載せている教科書もありました。

中学校や高校では遅すぎるという声は教育現場からあがっていましたから、飲酒を開始する前の小学生からアルコールについての正しい知識を伝えることは必要なことです。

子どもたちへのアルコール健康教育には、二つの内容があると考えています。

一つは、アルコールについての正しい知識を伝えることです。

専門家を呼んで学校全体や学年全体で講演を聞くというやり方から、教師が保健の授業で教える方法まで、様々なバリエーションがあります。アルコール依存の体験者からの話を聞くことを、学習活動として取り組んでいる学校もあります。断酒会やＡＡの人に来てもらい、アルコール依存症になって苦しんだ体験談を聞くのです。当事者の体験談は、強く心に残ります。

もう一つは、子どもたちのライフスキルを高めるということです。

これは、子どもが飲酒をする理由のなかに、誘われたら断われないというソーシャルスキルの不足があり、そうした技術を身につける必要があるからです。たとえば、ロールプレイで友だちからお酒を誘われたときの断り方を練習したり、課題学習で子どものアルコール問題を調べて発表する、などという方法です。ライフスキルの育成は、子どもの生活全般に関わることで、とても重要です。

私は中学生の飲酒問題を追跡調査していますが、一八歳のときにアルコール乱用を持っていた青年が、その五年前の中学生時代にアルコール乱用につながるどのような因子を持っていたのかを分析したことがあります。そこで抽出された中学時代における問題飲酒促進因子は、①中学時代から飲酒をしていた（早い飲酒開始年齢）、②友だちからの飲酒の誘いを断れない性格、③親とのコミュニケーションが少ない、という三つでした。

友人に対しても親との関係のなかでも、自分の意思をきちんと表現することは今の子どもたちにはとても大事なことであり、アルコールによる酔いを求めるより、自分らしく生きるライフスキルを身につけることが非常に重要であると思います。

〈家庭でこそ飲酒防止の教育を〉

この調査で明らかになった子どもの飲酒促進因子の三つとも、じつは家庭教育と密接に関わっています。

親ときちんとコミュニケーションができ、中学時代に親と話ができている子どもはちゃんと「ノー」と言えるし、親が思春期の子どもときちんと向き合い、子どもといろんな話ができている家庭では、子どもにお酒をすすめたり、子どもと一緒に飲んだりすることはないと考えられます。大学生の調査でも、親子のコミュニケーションがとれている家庭の大学生には、アルコール乱用が少ないという結果が出ています。

つまり、ライフスキルにせよソーシャルスキルにせよ、それを教える基本は家庭教育にあるというあたりまえのことなのです。失われつつある家庭の教育力を高めることこそ、子どもの飲酒予防教育の中心であると言えましょう。

4. 飲酒をしている子どもにどう対応したらよいか

未成年の飲酒が法律違反であることは間違いありません。しかし、問題飲酒の状態の子どもへの対応として、非行少年として指導するか、健康障害を持つ子どもとして治療を受けさせるかでは、大きく異なります。

従来学校では、飲酒が見つかった生徒に対しては、喫煙の場合と同様、停学処分にして反省文を書かせるという対応をとってきました。ときどきは、「病院で診てもらってこい」と先生に言われて、病院を受診してくる高校生もいますが、教師がどのような治療を期待しているのか定かでないことが少なくありません。

私はこれまでに述べてきたように、未成年者のアルコール乱用を「健康障害＝メンタルヘルスの問題」としてとらえています。

そこで、二年間の実験的試みでしたが、アルコール問題をたばこ、ドラッグ問題とともに高校生のメンタルヘルスの問題としてくくり、スクールカウンセリングを行ったことがあります。具体的には、アルコール・薬物問題の専門家である医師と臨床心理士が高校の養護教諭と協力し、アルコール・薬物問題を持つ生徒に対して指導を行いました。

私たち専門家が高校に出向き、アルコール・薬物問題を持っていて専門家の指導を受けたいと希望した生徒に、学校で面接をしました。指導技法は、二〜三回の短期間で終了するBI（brief intervention：短期介入）と呼ばれるもので、企業の産業医などによるアルコール問題の初期介入として使われている技法です。技法の内容は、①問題の多面的な評価、②その結果の本人へのフィードバック、③本人と問題のとりあえずの変化のための行動計画の作成、からなっています。

先に紹介した有希さんは、このBIを行った高校生です。有希さんには、①いくつかのスケールを使ってアルコール問題をチェックし、②そのデータによって彼女がアルコール乱用の段階にあることを示し、③アルコール乱用から脱け出すためにはとりあえず断酒することを提案しました。指示通りにやってみてすっきりしたと、彼女は喜んでいました。

BIには二つの方法があります。

一つは、専門家が高校に出かけていって行う方法です。この場合の現実の担い手は、スクールカウンセラーだと思います。しかし残念ながら、スクールカウンセラーでアルコール・薬物問題に対処できる人はほとんどいません。彼らがこの問題を担えるようになるには研修が必要ですが、その体制はまだできていません。ちなみにアメリカでは、多くの高校に薬物専門のスクールカウンセラーが配置されています。

もう一つの方法は、アルコール専門医が病院で行う方法で、最初に現状を評価するために脳波や心理テスト、またアルコール・薬物問題のスクリーニングテストを行い、その結果を本人に返し、親と本人とでアルコール・薬物問題のビデオを見てもらい、その後とりあえずの変化のための行動を一緒に相談する、というやり方です。この方法は、アルコール専門外来を持つ精神科の病院やクリニックでやってもらえると思います。

しかし、全体的にみれば、未成年者の飲酒問題に対するサポート体制はまったく不十分と言ってよい状況です。

学校現場でも、アルコール問題を持つ生徒に対して、養護教諭が中心となって対策を立てられるようになることを願っています。

あとがき

私は国立保健医療科学院の専門家と共同で、未成年者の飲酒問題について全国調査を行ってきました。そこで私たちは、一九九六年調査および二〇〇〇年調査と比較して、二〇〇四年調査で飲酒率が減少しているのを発見しました。

表19に示しましたが、「飲まない」と答えた高校生は、二〇〇〇年と二〇〇四年とを比較すると、男子で三一・六%から四二・七%に、女子で三四・七%から四二・九%に増加しており、逆に週一回以上酒を飲んでいる生徒は、男子で一四・四%から一〇・一%に、女子で七・七%から六・八%に減少していました。

これは偶然なのか、それとも様々な社会的な変化のなかで、子どもが飲みにくい状況がつくられたのか。どちらかわかりませんが、私たちは注意深く調査を続けるつもりです。

表19　高校生の飲酒頻度の変化（2000年全国調査，2004年全国調査，%）

	男子高校生		女子高校生	
	2000年	2004年	2000年	2004年
飲まない	31.6	42.7	34.7	42.9
年に１～２回飲む	24.4	24.3	30.8	28.0
月に１～２回飲む	29.6	22.7	26.8	22.3
週に１回飲む	7.9	2.7	4.7	1.9
週に２回以上飲む	6.5	7.4	3.0	4.9

アメリカでは、飲酒許可年齢を一八歳から二一歳に引き上げたのと、飲酒運転に対する罰を厳しくしたことにより、未成年者の飲酒は二〇年間で徐々に減少してきています。

私たちも粘り強く、子どもの飲酒防止に向かって運動していかなければならないと考えています。

子どもの飲酒をなくすことは、子どもが健康で生きられるようにという私たちの責任ですが、同時に私たちの健康を守ることともつながるのです。

学校現場や家庭で子どもの飲酒問題に向きあい、防止教育に取り組むには、まず私たち自身が飲酒の問題点と現状を正しく認識し、健康への意識を高めることが肝要です。

本書がそのささやかな一助となることを、著者として願ってやみません。

二〇〇七年　九月

鈴木健二

飲酒《いんしゅ》と健康《けんこう》——いま，何《なに》を，どう伝《つた》えるか

NDC374／viii, 182P／19cm

初版第１刷——2007年10月20日

著者——鈴木健二《すずきけんじ》
発行者——鈴木一行
発行所——株式会社大修館書店
〒101-8466　東京都千代田区神田錦町3-24
電話03-3295-6231（販売部）03-3294-2359（編集部）
振替00190-7-40504
［出版情報］http://www.taishukan.co.jp

装丁者——平昌司／本文イラスト——平昌司，山崎隆史
印刷——厚徳社
装製本——関山製本社

ISBN978-4-469-26639-9　Printed in Japan